D1725592

*Buch*

Führt man Aromatherapie und Naturkosmetik zusammen, so ergibt sich eine neue, vielseitig anwendbare Methode: die Aromakosmetik. Das wachsende Bewußtsein für die Risiken synthetisch hergestellter Kosmetik und nicht zuletzt deren ständig steigende Preise bewirken die zunehmende Rückbesinnung auf die Selbstherstellung von Körperpflegemitteln.
Dieses Buch bietet zu diesem Zweck eine detaillierte Beschreibung der ätherischen Öle und der erforderlichen Grundsubstanzen, zeigt ihre Pflegequalitäten allgemein für die Haut oder für spezielle Bereiche wie Hände, Füße, Mund und Haare, erklärt die Wirkung und Anwendungsweise von Heilrezepten und liefert darüber hinaus eine Fülle von Informationen von Duftnoten über Verdunstungswerten bis hin zu einer Preisübersicht. Der Leser hat somit nicht nur die Möglichkeit, seine Kreativität und Experimentierfreude unumschränkt auszuleben, sondern erreicht damit auch den Ausdruck seiner persönlichen Individualität und kann auch noch sein seelisches Befinden positiv beeinflussen.

*Autor*

Erich Keller, geboren 1949, studierte zunächst Betriebswirtschaft und war anschließend in Industriebetrieben und in der Verwaltung tätig. Der Abschluß einer folgenden Ausbildung zum Grafik-Designer und die intensive Beschäftigung mit Kunst und Malerei lösten in ihm einen Bewußtseinswandel aus. Er lebte danach in spirituellen Gemeinschaften in Deutschland und Amerika, machte Ausbildungen in Shiatsu, Polarity und Reflexologie, in den letzten Jahren beschäftigte er sich jedoch vorrangig mit Aromatherapie und Naturkosmetik.

Im Goldmann Verlag liegen bereits vor:

»Das Buch der ätherischen Öle« (13787)
»Erlebnis Aromatherapie« (13690)

# ERICH KELLER

# ESSENZEN DER SCHÖNHEIT

*Kosmetik mit ätherischen Ölen*

**GOLDMANN VERLAG**

**Originalausgabe**

*Umwelthinweis:*
Alle bedruckten Materialien dieses Taschenbuches
sind chlorfrei und umweltschonend.
Das Papier enthält Recycling-Anteile.

Der Goldmann Verlag
ist ein Unternehmen der Verlagsgruppe Bertelsmann

© 1990 by Wilhelm Goldmann Verlag, München
Umschlaggestaltung: Design Team München
Umschlagfoto: Pretzl, München
Satz: Uhl + Massopust, Aalen
Druck: Elsnerdruck, Berlin
Verlagsnummer: 13566
Redaktion: Thomas May
Lektorat: Diane von Weltzien
Ba · Herstellung: Gisela Ernst/sc
Made in Germany
ISBN 3-442-13566-4

10 9 8 7 6 5 4 3

# Inhaltsverzeichnis

# Vorwort

Dieses Buch beschreibt die Wirkungen ätherischer Öle und die Möglichkeiten ihrer Anwendung in einer natürlichen, sanften Kosmetik. Es verwertet Erkenntnisse der Aromatherapie, der Heilung des Menschen mittels ätherischer Öle und ihrer Düfte. Das Buch ist ein Ratgeber für diejenigen, die ihre eigene natürliche Kosmetik selbst herstellen wollen oder im Bereich der Naturkosmetik tätig sind, aber auch für solche Leser, die sich für Kosmetik interessieren, die nach einer Möglichkeit natürlicher Pflege suchen und wissen wollen, was denn diese Inhaltsstoffe eigentlich bewirken. Gleichzeitig ist der Inhalt des Buches wertvoll für die Leser, die anhand dieses »hautnahen« Themas etwas über Aromatherapie und ätherische Öle erfahren möchten. Dieses Buch gibt Ihnen ein Basiswissen über ätherische Öle und behandelt ausführlich *die für die Pflege und Heilung von Haut und Haar wichtigen Öle.*

Nachdem ich mich seit einigen Jahren mit ätherischen Ölen beschäftigt habe und in meinem Buch »Handbuch der ätherischen Öle« alle mir zum damaligen Zeitpunkt verfügbaren Informationen und bekannten Wirkungen dieser Essenzen beschrieben habe, war es naheliegend, diese natürlichen Kostbarkeiten für eine sanfte und wirksame Pflege von Haut und Haaren in den üblichen Pflegemitteln anzuwenden. Die meisten Fragen zum Thema Aromatherapie – natürlich meistens von Frauen – bezogen sich auf die kosmetische Anwendung dieser Öle. In dem folgenden Jahr lernte ich viel über ätherische Öle dazu, was ich in diesem Buch weitergeben möchte.

Ich entdeckte, daß der kosmetische Aspekt ein eigenes Buch erfordert. Die verfügbare Literatur über Aromatherapie behandelt diesen Aspekt auch, jedoch nur am Rande und meist über viele Seiten verstreut. Weder mein noch eines der anderen

Bücher über Aromatherapie und ätherische Öle enthält ein ausgewogenes Angebot einfacher Rezepte, die erklären, wie man mit den Essenzen eine natürliche und frische Kosmetik selber herstellen kann. Aus dem breiten Angebot bereits vorhandener Rezepte habe ich daher diejenigen ausgewählt, die eine problemlose, sichere Herstellung von Cremes, Lotions, Tonern, Gesichts- und Körperölen, Masken, Packungen, Salben, Shampoos, Haarspülungen usw. ermöglichen. Außerdem habe ich durch Studieren und Probieren der gängigen Naturkosmetikrezepte einige neue Rezepte für dieses Buch entwickelt.

Mit ätherischen Ölen in der Naturkosmetik können Sie sich sowohl pflegen als auch Heilungsprozesse unterstützen. Das Buch behandelt deswegen nicht nur die Pflege, sondern auch die Heilung von Haut und Haaren, denn das ist – geschichtlich gesehen – der ursprüngliche Grund der Kosmetik gewesen. Das, was einmal der Schönheit, dem Wohlbefinden *und* der Heilung des Menschen diente, spaltete sich in getrennte Disziplinen, so daß wir heute zur Haut*pflege* die Kosmetikerin und zur *-heilung* den Hautarzt aufsuchen. In diesem Buch finden Sie Rezepte, die beiden Anliegen gerecht zu werden versuchen.

Die Kosmetik mit ätherischen Ölen ist eine ganzheitliche, natürliche Kosmetik. Sie will Parfüm, Schönheitsmittel und Medizin zugleich sein. Ihre Aufgabe besteht darin, zu pflegen, die Hautfunktionen zu regulieren, die Gesundheit zu bewahren, Krankheiten und Irritationen zu heilen, die körpereigenen Heilkräfte zu stimulieren und zu unterstützen und – als angenehmste Folge – die natürliche Schönheit zu fördern und zu bewahren. Verglichen mit der traditionellen Naturkosmetik, ist die Herstellung einfacher, denn hier entfallen das Mazerieren, Kochen und Filtern von Kräutern. Die konzentrierten ätherischen Öle erhalten Sie in kleinen braunen Flaschen; sie sind fertig zum Verbrauch und können sehr lange aufbewahrt werden, ohne ihre Wirksamkeit zu verlieren.

Im Gegensatz zur synthetischen Kosmetik bedient sich die Kosmetik mit ätherischen Ölen ausschließlich natürlicher Inhaltsstoffe. Hier finden Sie keine chemischen Farb- oder Duftstoffe, keine chemischen Konservierungsmittel und Gifte.

Die Inhaltsstoffe sind immer rein und hautfreundlich. Bei der Selbstherstellung sind *Sie* der Hersteller. *Sie* entscheiden, was sich in Ihrer Kosmetik befindet. Dies ist ein Schritt weg von Abhängigkeit und blindem Vertrauen in die Kosmetikindustrie. Sie haben die Möglichkeit, die Inhaltsstoffe zu variieren und auszutauschen, also Ihre individuelle Kosmetik herzustellen. Sie können kreativ sein, wieder selbst etwas machen und wissen, was und wieviel sich in Ihrer Creme befindet. Letzteres ist bei der synthetischen Fertigkosmetik für den Verbraucher immer noch ein großes Geheimnis.

Alle angeführten Rezepte sind erprobt und werden teilweise sogar von Kosmetikherstellern angewandt. Die ätherischen Öle, das Herz dieser Kosmetik, wenden die verschiedensten Kulturen seit Jahrtausenden an, ihre Wirkungen sind wissenschaftlich belegt und zum größten Teil durch die Naturheilkunde bekannt. Sie haben eines, was man im Labor nicht herstellen kann: Lebenskraft. In ihnen sind der Lebenssaft und die »Seele« einer Pflanze, die in dieser Kosmetik sanft und natürlich auf Haut, Haare und Geruchssinn wirken. Wer sich bereits mit ätherischen Ölen beschäftigt hat, weiß um die erstaunlich subtilen Wirkungen der Düfte auf unser Gemüt und unseren Körper.

Ich wünsche Ihnen dieselben Erfahrungen, die ich bei den Vorbereitungen für dieses Buch machte: viel Freude beim Entdecken, Probieren, Herstellen und Genießen der wohlriechenden, duftenden Essenzen der Schönheit!

# Erstes Kapitel:

## Die Kosmetik

# Entwicklungsgeschichte
## der Kosmetik

Wir Menschen haben uns schon immer gerne angemalt. Ich meine nicht uns, als wir noch Kinder waren, sondern die Menschen allgemein. Wenn man sich die noch lebenden Beispiele der Urmenschen im heutigen Amazonasgebiet oder auf Borneo ansieht, stellt man fest, daß sie fast alle Gesichtsbemalungen haben. Ist das der Ursprung der dekorativen Kosmetik? Unsere heutige dekorative Kosmetik zielt auf Betonung der Persönlichkeit und Verschönerung ab. Die Körper- und Gesichtsbemalung der Urmenschen und in den alten Kulturen hatten religiöse, rituelle oder kriegerische Gründe. Z. B. wußte durch die Art der Bemalung und Farbe der Apache, wann sein Nachbarstamm Hopi auf Kriegspfad ging. Wir finden Beispiele der Körperbemalung bei fast allen alten Völkern in allen Erdteilen, bei den Negerstämmen Afrikas, den Indios Südamerikas, den alten Indern und sehr künstlerische Bemalungen bei den Geishas des alten Japan.

Durch die Europäer wurde die Bemalung zu dem umfunktioniert, was dekorative Kosmetik heute in der ganzen »zivilisierten« Welt ist. Einen wichtigen Punkt markierte die französische Kosmetikkultur, die den Schönheitsfleck auf die rechte Wange der Hofdamen setzte. Dieses Land sollte dann auch gegen Ende des 19. Jahrhunderts die führende Rolle bei der Kreation von Kosmetik und Parfüms übernehmen. Zwar tragen die meisten Parfüms und Kosmetika heute immer noch französische Namen, aber mittlerweile haben die USA weitgehend das Kosmetikgeschäft übernommen.

Wenn man in der Geschichte nach den Ursprüngen der Kosmetik forscht, also Funde von Behältern mit pflegenden Essenzen, Salben, Heilkräutern usw. oder gar schriftliche Hinweise untersucht, stellt man fest, daß sich die Menschen mit klarem Wasser und Kräutern, Früchten und Harzen gereinigt und behandelt haben. Die damaligen Umweltbedingungen waren, verglichen mit heute, sehr lebensfreundlich. Das heißt nicht, daß es den Menschen gesundheitlich besser ging und sie keine Hautprobleme hatten. Ihre Lebenserwartung war vor 2000 Jahren nur halb so hoch wie heute.

Schriftliche Hinweise finden wir z. B. in einem *chinesischen Kräuterheilbuch* aus der Zeit von 2700 v. Chr., das sich auch mit der Pflege und Heilung der menschlichen Haut durch Kräuter, Essenzen und Öle beschäftigt. Darin finden wir bereits ätherische Öle. Eines ist das Musköl, das dem Autor, Huang Ti, besonders am Herzen gelegen haben muß, da es von ihm oft erwähnt und als Heilöl empfohlen wurde: eine erste Spur der Naturkosmetik mit duftenden Essenzen.

Kosmetik war in ihren Anfängen Medizin. Das belegt auch die *indische Ayurweda*, das »Buch der Lebenskunde«, 4000 Jahre alt und heute wieder sehr aktuell, denn das Buch zeigt den natürlichen Weg des Lebens und des Heilens. Es enthält ausführliche Hinweise auf die heilende Naturkosmetik und weist auch auf die Anwendung von ätherischen Ölen wie Jasmin, Sandelholz und Rose, den beliebtesten Düften Indiens, hin.

Die Reinigung des Menschen hatte zu dieser Zeit bei vielen Völkern mehr religiöse Ziele; zum Gebet oder vor Betreten der geheiligten Stätten reinigte man sich, wusch Füße und Hände, um sich von den weltlichen Dingen zu reinigen, bevor man vor Gott, die Götter oder Schutzheilige trat. Diese Rituale findet man heute immer noch bei den großen Religionen.

Im *Ägypten* um die Zeit 1500 v. Chr. existierte bereits eine Kosmetik, die sich vieler ätherischer Öle bediente. Die Ägypter betrachteten Düfte als eine Gabe der Götter zur Heilung und Pflege des Menschen und wendeten viele duftende Essenzen in ihren Salben, Cremes, Deodorants und aromatischen Ölen an. Diese erlesenen, duftenden Produkte, hauptsächlich für Priester und Könige, hergestellt aus Harzen und ätherischen Ölen, geben ein lebhaftes Zeugnis der altägyptischen Hochkultur.

Die ägyptischen Kosmetikhersteller bedienten sich ätherischer Öle wie Koriander, Pfefferminz, Speik, Wacholder, Zypresse, Zimt, Weihrauch, Zeder, Myrrhe und Harze wie das der Koniferen. Was die Haut der Könige in den Pyramiden so wirksam bei der Einbalsamierung konservierte, macht sich die moderne Aromakosmetik zunutze. Sie benutzt ebendiese Öle für die Regeneration der alternden Haut.

Die Art der Anwendung läßt uns heute noch staunen: Desodorierende, antiseptische ätherische Öle wurden mit Wachs vermischt und als Kegel auf dem Kopf oder unter der Kleidung getragen; die Sonne schmolz die Mischung langsam und hüllte den Träger in einen angenehmen Duft.

Aus dieser Zeit stammt nicht nur das Färben von Haar und Fingernägeln mit Henna, sondern auch einige heute wieder aktuelle Räucherungen, z. B. mit Kyphi, damals aus religiösen Gründen, um in Kontakt mit den Göttern zu kommen, heute sehr hilfreich zum Abschalten und Entspannen.

Bei den Ägyptern ist erstmals zu erkennen, daß Kosmetik nicht nur auf Pflege und Heilung ausgerichtet war, sondern daß auch anregender Wohlgeruch Beachtung fand. Diese Hochkultur ist ein Vorläufer unserer heutigen Kosmetik. Die heutige Kosmetik ist nicht sehr viel anders, nur etwas feiner und synthetischer. Sicher möchte keiner mehr seine Fingernägel mit orangenem Henna wie damals färben, was die ganzen Fingerspitzen mit einbezog, oder das Gesicht mit einer klebrigen, harzigen Maske und schweren, öligen Cremes behandeln, aber die Zusammensetzungen und die Art der Herstellung sind im Prinzip gleich geblieben. Ungefähr zur selben Zeit werden auch in *Babylonien* ätherische Öle, z. B. Zeder und Myrrhe, für Pflege und Heilung eingesetzt.

Die nächste Station unserer Reise durch die Geschichte ist das *antike Griechenland* etwa 1000 v. Chr. Zu dieser Zeit bedeutet Kosmetik immer noch Medizin. Die Methoden der Herstellung und Zusammensetzung der hellenistischen Kosmetik lassen darauf schließen, daß die Griechen das Wissen der Ägypter um die Herstellung und Anwendung von Naturkosmetik übernommen haben. Schließlich wurden durch die Feldzüge Alexanders des Großen, die ihn bis nach Indien führten, indische Heilkünste und Kosmetik auch im Abendland bekannt. Die Griechen fügten den im Orient verbreiteten Inhaltsstoffen die Essenzen und Öle aus ihren heimischen Pflanzen hinzu: Majoran, Thymian, Salbei, Palmöl, Olivenöl, Aus dieser Zeit sind auch erste Bücher über Geruchssinn und Kosmetik bekannt. Wie in vielen anderen Bereichen wurden auch die Naturheilkunde und Naturkosmetik durch den analysierenden und forschenden Geist der Griechen weiterentwickelt. 500 v. Chr. dozierte Hippokrates in Medizinschulen über Hautkunde, den Gebrauch von Kosmetik in der Medizin, Diäten, Gymnastik, Kräuterbad und aromatische Massagen für Gesundheit und Schönheit. Klingt das nicht alles sehr aktuell?

Wir reisen weiter in Richtung Gegenwart und erreichen Rom zur Zeit von Christi Geburt. Die *Römer* brachten von ihren Eroberungsfeldzügen, die sie auch nach Ägypten führten, das orientalische Wissen über Kosmetik mit. In Rom gingen dann Medizin und Kosmetik getrennte Wege. Die Römer spezialisierten sich anfänglich auf Parfüm und füllten sie in kostbare Gefäße aus Alabaster, Onyx und Glas. Bei ihren Masken gingen sie geradezu verschwenderisch mit Honig um, und die reichen Damen färbten ihre Haare blond, da ihnen die Haarfarbe ihrer Sklaven aus dem Norden sehr gefiel. Die Methode der Färbung war recht einfach: Die Damen Venedigs schmierten Seife, Soda, Schwefel, Alaun und Honig in die Haare und ließen sie in der Sonne trocknen. Dadurch erhielten die Venezianerinnen ihre bekannten goldroten Haare. Um die Haare dunkel zu färben, tauchte man einen Bleikamm in Essig und kämmte damit die Haare durch.

Drei verschiedene Berufsklassen befaßten sich fortan in Rom mit der Kosmetik. Die Ärzte kümmerten sich um die Heilung der Patienten, die »ungentarii« um die Kosmetikherstellung und die »confectionarii« um den Kosmetikhandel. Auch die »confectionarii« handelten mit Heilmitteln, und die Ärzte Roms warnten schon damals ihre Patienten, zu irgendwelchen Händlern zu gehen, um sich selbst behandeln zu können. Hier begann die Trennung zwischen Kosmetikern und Dermatologen bzw. Ärzten. Im weiteren Verlauf entwickelten sich mit Kosmetik und Medizin zwei eigenständige Wissensbereiche, die bis heute erhalten geblieben sind.

Die römischen Alchimisten und Kosmetikhersteller entwickelten neue, feinere Rezepte. Von dem Römer Citro (etwa 100 n. Chr.) sind viele Rezepturen und Behandlungsmethoden bekannt. Dazu zählen Cremes und Öle für die Hautpflege, Hautreiniger, Haarkuren, Schuppenmittel und spezielle Salben für Sommersprossen, Falten und Warzen. Galenus, einer der bekanntesten Mediziner dieser Zeit, befaßte sich auch mit der pflegenden Kosmetik und entwickelte Emulsionen aus Olivenöl, Kräuterextrakten, Bienenwachs und Wasser. Seine Rezepturen waren in ganz Europa bekannt. Der Prototyp unserer heutigen Reinigungscreme oder auch »Cold Creme« stammt aus dieser Zeit. Galenus' »ceratum refrigerans« bestand aus Bienenwachs, Olivenöl, Rosenwasser und Wasser – war aber nicht lange haltbar. Später fügte er noch Borax hinzu und nahm süßes Mandelöl anstelle des Olivenöls. Wenn Sie später im Rezeptteil nach einer Reinigungs- oder Pflegecreme suchen, werden Sie ebendiese Inhaltsstoffe wiederfinden. Die meisten Reinigungscremes, die Sie in den Kosmetikläden finden, basieren auf diesem Rezept, allerdings enthalten sie Mineralöle und fast nur noch synthetische Substanzen.

Durch Handel, Reisen und Eroberungsfeldzüge der kriegerischen Römer verschmolzen zur Zeit Justinians das indische, hellenische, orientalische und römische Wissen. Die indische Kosmetik war wesentlich weiter entwickelt als die hellenische oder römische und kannte nicht die Trennung zwischen Medizin und Kosmetik. Kosmetik war für die Inder primär Medizin und sekundär ein Mittel zur Verschönerung oder Pflege – nicht nur für Frauen, sondern auch für Männer. In allen Teilen Europas wendeten sich nun die Alchimisten der Kosmetik zu und fügten den Rezepturen anderer Länder und Kulturen ihre heimischen Pflanzen hinzu.

Das folgende *Mittelalter* in Europa ist mit den »1000 Jahren ohne Bad« am besten zu beschreiben. Wir können uns ausmalen, welche Düfte durch die Straßen der Städte schwebten, die keine Kanalisation hatten und den Abfall vor die Stadtmauer warfen. Den Körpergeruch der Menschen, die noch keine Seife kannten, kann man sich in unserer Zeit des Reinigungskults kaum vorstellen. So findet man allenfalls in den Berichten der reichen Klasse und Adeligen Hinweise auf duftende Bäder oder Duftwässer, um den Körpergeruch zu überdecken.

Um *1500 n. Chr.* gerät die vergessene Kosmetik wieder in Bewegung. Paracelsus, einer der führenden Alchimisten Europas, forderte seine Kollegen auf, sich, statt auf die Suche nach Gold, auf Medizin und Kosmetik zu konzentrieren. 1526 lehrte er in Basel über die Wechselbeziehungen in der Natur. Er sagte, »daß die Natur eine Substanz aus einer anderen bildet und jede Substanz der Natur eine andere beeinflussen kann. So wachsen Pflanzen, Tiere ernähren sich von ihnen, Menschen ernähren sich von Pflanzen und Tieren usw. Genauso versorgen uns Menschen pflanzliche Substanzen mit dem, was unser menschlicher Organismus für ein harmonisches Wachstum und Gedeihen braucht«.

In anderen Ländern schrieben und forschten andere Männer. In Italien schreibt Porta »Das Buch der natürlichen Magie« mit einem Kapitel über Naturkosmetik, in Frankreich le Fournier die »Texte über Verschönerung«, in England erforscht Culpeper die heilenden und stimulierenden Wirkungen der Pflanzen und duftenden Essenzen. Sein Werk hat erheblich zur Verbreitung des Wissens über Naturheilkunde und natürliche Kosmetik mit Pflanzen-Essenzen in Europa geführt.

In Europa, besonders in England, entstehen *zwischen 1700 und 1900* Haarsalons, Parfümerien und Kosmetikläden. 1641 wird die erste Seife in England hergestellt.

Im *19. Jahrhundert* hat sich die Kosmetik endgültig von der Medizin getrennt und erfährt durch die Industrialisierung und die chemische Industrie eine tiefe Wandlung. Von nun an werden in der Kosmetik mehr und mehr synthetische Stoffe verwendet. Berauscht von der Möglichkeit, Herr über die Natur zu werden, getrieben von Profitsucht und angesichts der nie zuvor erlebten Gelegenheit, fast unbegrenzt produzieren zu können, entartet die Kosmetik.

Im *20. Jahrhundert* befaßt sich der französische Kosmetiker und Chemiker Gattefosse nach einigen überraschend positiven Erfahrungen mit den Wirkungen ätherischer Öle mit der Erforschung ihrer Heilwirkungen. Er nennt dies »Aromatherapie« und veröffentlichte 1928 sein erstes Buch zu diesem Thema. Der französische Arzt Jean Valnet (»Das Handbuch der Aromatherapie«) wird von Gattefosse' Berichten inspiriert und heilt seine Patienten nur noch mit Kräuterauszügen und ätherischen Ölen. Er und die französische Biochemikerin Marguerite Maury, die sich mit der Anwendung ätherischer Öle für die Hautpflege und Verjüngung des Körpers befaßt, liefern fundierte, medizinische Beweise. Sie runden das neue alte Wissen um die heilenden und stimulierenden Wirkungen der ätherischen Öle ab.

Die synthetische Kosmetik erlebte *nach dem 2. Weltkrieg* einen Aufschwung, der bis heute anhält. Seit Ende der 60er Jahre gibt es allerdings Anzeichen der Besinnung auf eine natürliche Lebensweise. Die Ökobewegung und das sich verändernde Umweltbewußtsein haben in den letzten 20 Jahren zunehmend Raum gewonnen. Das hat auch zu einem kritischeren Umgang mit den Substanzen der synthetischen Kosmetik geführt. Der sich abzeichnende Zurück-zur-Natur-Trend ließ kleine Kosmetikhersteller entstehen, die Naturkosmetik anbieten. Große Kosmetikfirmen, wie Faberge und Clairol, fügen jetzt ihren Kosmetikprodukten Begriffe wie »natürlich« oder »organisch« hinzu, bieten aber nichts anderes als ihre übliche synthetische Kosmetik an. Die dekorative Kosmetik ist durch die weltweit operierenden Kosmetikkonzerne zur globalen Einheitsmaske für alle modernen, zivilisierten Frauen geworden. Sie bestand und besteht auch heute noch aus sehr giftigen Substanzen. Die Naturkosmetikhersteller bieten inzwischen auch natürliche dekorative Kosmetik an.

Seit den 80er Jahren entwickeln sich Unternehmen, die ausschließlich Naturkosmetik herstellen. Sie bieten Produkte an, die natürliche Stoffe, aber gleichzeitig auch synthetische Konservierungsmittel, Emulgatoren, Farb-, Schaum- und Duftstoffe enthalten. Man kann diese Produkte verallgemeinernd weder gänzlich »natürlich« noch »synthetisch« bezeichnen – eher als »seminatürlich«. Mittlerweile kann man Frischkosmetik erhalten, die frei von allen synthetischen Stoffen ist.

Das Angebot der Naturkosmetik findet man heute in Reformhäusern, Apotheken für Homöopathie, Naturkost- und Naturkosmetikläden. Die synthetische Kosmetik wird in Drogerien, Parfümerien und großen, aufwendigen Kosmetikläden angeboten, womit auch eine klare Abgrenzung zum Vorteil des Verbrauchers stattgefunden hat. Ätherische Öle und Kräuterauszüge sind wieder ein elementarer Bestandteil der natürlichen Kosmetik geworden. Somit schließt sich in unserer heutigen Zeit der Kreislauf, der vor Jahrtausenden begann.

# Synthetische Fertigkosmetik

Ich möchte im folgenden synthetische und natürliche Kosmetik miteinander vergleichen, um die Zusammensetzungen und Wirkungen beider zu verdeutlichen. Ich hoffe, Sie werden sich dadurch ein besseres Bild machen können, was Sie von beiden Kosmetika erwarten können. Die synthetische Fertigkosmetik entwickelt ständig neue Substanzen, die hautfreundlich, hautpflegend und -heilend sind – so sagt die Werbung. Diese Kosmetika enthalten tatsächlich äußerst wirksame synthetische Stoffe, die so konzentriert in der Natur nicht zu finden und erst recht nicht so preiswert wie im industriellen chemischen Herstellungsprozeß zu gewinnen sind. Obwohl es heute möglich ist, im Labor die Natur nachzuahmen und Substanzen herzustellen, die ihren natürlichen Vorbildern gleich sind, fehlt ihnen eines: Lebenskraft. Diese nicht reproduzierbare Vitalkraft ist nur in organischen, natürlichen Substanzen erhalten. Man kann die synthetische Kosmetik nicht grundsätzlich als »schlechte« Kosmetik ablehnen; jedoch gibt es einige wichtige Punkte, die mich dazu bewegen, reine Naturkosmetik zu bevorzugen.

Alle synthetischen Kosmetikartikel enthalten grundsätzlich *Konservierungs- und/oder Desinfektionsmittel*, welche die Wirksamkeit der natürlichen Substanzen beeinträchtigen oder eliminieren. Das gilt natürlich nur für den Fall, daß sie überhaupt irgendwelche natürliche Substanzen enthalten! Diese Mittel sind körperfremde Substanzen, die nichts auf der Haut zu suchen haben. Im Gegenteil, diese Stoffe greifen die Haut, die Hautflora und den Säureschutzmantel an, z. B. Formaldehyd. Das Dilemma besteht darin, daß man ohne Konservierungsmittel keine Kosmetikartikel herstellen kann, die sich Monate oder Jahre halten sollen. Zusätzlich braucht man Desinfektionsmittel, da sich in einmal geöffneten Tuben und Dosen unter dem Einfluß von Luft Keime bilden können. Die Marktgegebenheiten lassen die Produktion großer Mengen natürlicher Kosmetik ohne diese Stoffe nur unter großem Aufwand und entsprechend hohen Kosten zu. Aber es gibt sie!

In der synthetischen Kosmetik und auch mancher sogenannter Naturkosmetik finden wir also gefährliche, giftige Konservierungs- und Desinfektionsmittel wie Formaldehyd und Nitrosamine. Diese töten auf unserer Haut nicht nur alle hautfeindlichen Keime und Bakterien, sondern auch die notwendigen, hautfreundlichen Mikroorganismen, die uns schützen, indem sie körperfremde Keime und Bakterien bekämpfen. Außerdem lassen sie die Haut altern, indem sie das Wasserquell- bzw. Wasserbindevermögen verringern. Sie dringen in die Hautschichten ein, gerben sie, nehmen ihr die Elastizität. Die entstehenden Falten der dünner gewordenen Haut behandeln wir dann mit einer Anti-Aging-Creme, die wieder versteckt Formaldehyd enthält. Diese Wirksubstanzen der Creme waschen Sie später wieder ab. Da Ihre Haut wie vorher aussieht, müssen Sie weitercremen. Ein lohnendes Geschäft. Daneben tauchen auch natürliche Konservierungsstoffe wie Ameisensäure, Benzoesäure oder Schwefeldioxid auf, die nicht zerstörend auf die Haut wirken. Die Kosmetikverordnung läßt Konservierungsmittel zu, die überwiegend gegen die Entwicklung von Keimen eingesetzt werden. Wenn ein Hersteller glaubhaft machen kann, daß er einen geruchlich wahrnehmbaren Konservierungsstoff zu 51 % (=»überwiegend«) wegen seines Duftes, aber nur zu 49 % wegen der konservierenden Wirkung einsetzt, dann kann er das Mittel als »konservierungsmittelfrei« deklarieren. Die zulässigen Höchstkonzentrationen sind im allgemeinen zu hoch angesetzt, so daß der Verbraucher nicht geschützt, aber dem Hersteller möglichst viel Spielraum zur Konservierung seiner Mittel gegeben wird. Die gesetzlich zulässigen Werte sind teilweise so hoch, daß ein Toxikologe diese Mittel niemals empfehlen würde!

Um ein Beispiel der verdeckten Konservierung zu nennen: Es wird ein starkes Zellgift, Methanol, mit 5 % zugelassen, aus dem durch Oxidation Formaldehyd entsteht. Formaldehyd war bei der Herstellung dem Mittel nicht zugegeben, wird also auch nicht deklariert. Aber schon die nicht deklarierungsbedürftige Menge von 0,05 % Formaldehyd kann bei regelmäßiger »Pflege« Spliß, sprödes Haar und eine beschleunigte Hautalterung verursachen. Sie sehen, daß es sehr einfach ist, ein aggressives Konservierungsmittel zu tarnen oder unter seinen zugelassenen Höchstgrenzen zu bleiben, während gleichzeitig damit Haut und Haare geschädigt werden. Das beliebte und preiswerte Formaldehyd ist in seiner zulässigen Konzentration von 0,2 % noch so stark, daß man eine tropische Toilette von allen Keimen, Bakterien und Viren reinigen könnte.

Um die Haarwaschmittel, die ja einen direkten Einfluß auf die Kopfhaut haben, ist es nicht besser bestellt. Hier finden wir aggressive Tenside und mitunter stark alkalische Seifen, die der Haut nicht zuträglich sind. Hier verwendet die Industrie gerne Laurylsulfate (NLS), die schön schäumen und reinigen. Sie verletzen die Haut und verursachen Schmerzen. Damit Sie das nicht merken, sind Betäubungsmittel zugefügt. Zur Konservierung dienen Nitrosamine und Formaldehyd. Die »preiswerten« Shampoos reinigen die Kopfhaut und das Haar so gründlich, daß nicht nur der Schmutz, sondern der schützende Talg-Fett-Film völlig abgewaschen wird. Die Wirkung der chemischen Eindikker, Konservierungs-, Farb- und Duftmittel, die in die Haarfollikel eindringen können und dann in die Blutbahn gelangen, können Sie sich lebhaft vorstellen. Ich möchte da nur an Dioxan erinnern, eine krebserzeugende Substanz, die von der Kosmetikindustrie kräftig bei der Herstellung von Shampoos eingesetzt wurde. Die Aufschriften auf den Etiketten berichten von haut- und haarfreundlichen Substanzen wie Aloe Vera, Jojobaöl und Kräuterextrakten, aber diese wertvollen Substanzen werden durch die aggressiven Mittel und Konservierungsstoffe unwirksam. Solange das Produkt nicht vollständig ausgezeichnet ist, ist zudem fraglich, *wieviel* von den natürlichen Stoffen enthalten ist. Die beliebten Schaumstoffe, die so herrlich schäumende Badezusätze, Duschgels, Shampoos und Zahnpasten ergeben, sind ebenfalls hautfeindlich. Regelmäßig erfährt man, daß sie sogar krebserregend sein können. Der erzeugte Schaum ist nicht nur überflüssig, sondern greift auch die Hautflora an und zerstört sie. Dadurch wird die Haut nur noch spröder und trockener, was sich durch Jucken bemerkbar macht, dem man dann mit einer feuchtigkeitsspendenden Lotion oder Creme abhelfen muß. Zum Ausgleich fügt der Hersteller Seifen, Shampoos, Schaumbädern oder Duschgels jetzt rückfettende Öle bzw. Fett zu, die dem Körper durch die waschaktiven Substanzen entzogen wurden. Dazu dienen auch Feuchtigkeitsbinder (Glyzerin), um das Austrocknen zu verhindern. Wozu also erst solche aggressiven Mittel benutzen? fragt sich der kritische Verbraucher. Weil es so schön schäumt und so sauber macht, was uns durch die Werbung seit Jahrzehnten als das Wichtigste suggeriert wird.

Was die Mundpflege betrifft – sie sollte lediglich die Zähne von Speiseresten und Zahnbelag befreien und die Mundflora erhalten. Viele Mundpflege- bzw. Zahnpflegemittel zerstören durch ihre Schaumstoffe und Reinigungsmittel die Mundbakterien, die für die Verdauung notwendig sind. Sie enthalten teilweise toxische Stoffe, die von der dünnen Mundschleimhaut absorbiert und durch das Blut in den Körper geleitet werden. Von einem Pflegeeffekt kann also keine Rede mehr sein.

Dieselben negativen Folgen gelten für die *chemischen Farb- und Duftstoffe* in vielen Kosmetikartikeln. Da die chemischen Kosmetika im Regelfall keine ansprechende Farbe haben und gar nicht oder unangenehm duften, müssen sie, um Nase und Auge des Verbrauchers zu befriedigen, ansprechend gestaltet werden. Die Herstellung einer Emulsion aus Wasser und Öl – Basis fast aller Cremes und Lotions, aber auch Shampoos – ist nur mit einem Emulgator oder Eindicker möglich. Aus Kosten- und Haltbarkeitsgründen verzichtet man auf natürliche Emulgatoren und Eindicker und verwendet statt dessen chemische Emulgatoren. Man kann ja dem Verbraucher nicht zumuten, daß er die Creme im Kühlschrank aufbewahrt oder das Shampoo vor Gebrauch schüttelt und möglichst schnell aufbraucht. Oder etwa doch? Diese Substanzen beeinträchtigen die Wirksamkeit der natürlichen Substanzen oder wirken aggressiv auf die Hautflora. Noch gravierender ist der Fall bei der dekorativen Kosmetik, z. B. Lippenstiften, die mit ihren gesundheitsschädigenden Farbstoffen direkt auf die dünne, schutzlose Haut wirken, die dann in den Stoffwechsel übergehen. Bei Wimperntuschen, Lidschatten und Eyelinern mit ihren Schwermetallen und chemischen Farbstoffen verhält es sich ebenso, denn die Schwermetalle dringen in die Haut ein, lagern sich langfristig im Körper ab und vergiften ihn.

Unter den Fertigprodukten finden sich Feuchtigkeitscremes und Lotions aus Wasser und Paraffinöl (Mineralöl), welche die Hornschicht der Haut für einige Stunden mit Feuchtigkeit »versorgen«, sie praktisch aber aufquellen und dann paradoxerweise austrocknen. Sehr beliebt ist auch die Anti-Falten- oder Anti-Aging-Creme, welche die Haut kurzfristig aufschwemmt. Die Haut sieht dann für einige Stunden glatt und frisch aus, fällt aber bald in ihren alten Zustand zurück. Tatsache ist, daß die »Wunder« wirkenden Substanzen der Creme, z. B. Kollagen, Elastin usw., die Haut glätten und vorübergehend den Anschein einer Besserung erwecken – bis zur nächsten Gesichtswäsche. Als neuestes »Wundermittel« wird Vitamin-A-Säure angeboten, was allerdings nur nach mehrmonatiger Behandlung unter ärztlicher Aufsicht zu einem Erfolg bei Fältchen, Akne und Pigmentstörungen führen kann. Leider kommt es aber auch zu teilweise starken Hautreizungen.

Damit sind wir bei den Falten. Falten kann man nicht ausglätten, wenn der Zustand des Kollagens und Elastins im Bindegewebe den altersgemäßen, harten Zustand erreicht hat und die Haut faltig geworden ist. Man kann nur die Bildung neuer Hautzellen anregen und den weiteren Feuchtigkeitsverlust einschränken. Die Kosmetikindustrie empfiehlt für Falten Cremes mit Kollagen und Elastin. Es ist *nicht* bewiesen, daß die Haut neues Kollagen oder Elastin bildet, wenn sich diese Substanzen in der Creme befinden. Diese beiden »Wundermittel« kommen in zwei Formen vor: als Hydrosat, aus tierischen Knochen und Hufen gewonnen, eine Substanz, die wenig Wasser bindet, und als natürliches Kollagen und Elastin, durch Extraktion aus dem

Bindegewebe – Sehnen, Knorpel und Häuten – von Schlachtabfällen gewonnen. Diese Substanzen stellen aber einen körperfremden Eiweißstoff dar. Ihre Moleküle sind nach Ansicht von Fachleuten zu groß, um die Hornschicht der Haut zu durchdringen. Sie helfen aber, die Feuchtigkeit in der Hornschicht zu binden, und geben der Creme und Lotion einen seidigen Charakter.

Ein Wort zu *Vitaminen, Hormonen* und *Frischzellen.* Die Frischzellentherapie mit Hormonen basiert auf Plazentaextrakten von Tieren, z.T. Embryos. Die Hormone sind mittlerweile auch synthetisch herstellbar, können aber schädigende Nebenwirkungen haben – für mich ein unangenehmer Gedanke, damit die Haut zu behandeln, weil sich Falten gebildet haben. Vitamine und Hormone kann jeder Mensch einfacher und preiswerter haben, denn die stellt der Körper selbst her. Dazu bedarf es lediglich einer ausgeglichenen, gesunden Ernährung. Es mutet schon paradox an, etwas auf die Haut zu schmieren, was eigentlich in den Magen wandern soll. Das wichtige Vitamin E kann wegen seiner großen Molekularstruktur die Hornschicht der Haut kaum durchdringen. Es legt sich eher wie irgendein Pflanzenöl auf die Haut und verhindert den Feuchtigkeitsverlust. Ich nehme es in mein Buch auf, da es die Haltbarkeit verlängert und den Feuchtigkeitsverlust bremst. Trotz des eben erwähnten Einwandes habe ich festgestellt, daß die Zugabe von Vitamin-E-Öl gute Resultate bei der Hautpflege gezeigt hat.

Untersuchungen haben ergeben, daß die Haut nur 10% der üblichen synthetischen Cremes aufnehmen kann. Das liegt zum Teil an den verwendeten Mineralölen (Paraffinöl), die nicht vom Hautfett aufgelöst werden können, und an der großen Molekularstruktur der Pflegesubstanzen, welche die Hornschicht nicht durchdringen können. Ausnahmen sind z.B. Liposome und essentielle Fettsäuren. Meistens »stehen« 90% der Creme auf der Haut, dringen nicht ein und bieten lediglich einen wirksamen Schutz gegen Feuchtigkeitsverlust. Das können Sie preiswerter und natürlicher mit einem Gesichtsöl erreichen.

Studien und Umfragen bei Ärzten und Dermatologen haben

bestätigt, daß die aggressive synthetische Kosmetik die Haut der Menschen in unserer Zeit mehr schädigt als pflegt oder heilt. Die aggressiven Stoffe zerstören die Hautflora, verändern den Säurehaushalt und machen sie somit schutzlos. Sie wird so sehr sensibilisiert, daß sie den Keimen, mit denen wir ständig in Berührung kommen, den toxischen Stoffen in der Luft und dem harten, chemisch aufbereiteten Wasser nicht mehr gewachsen ist. Der Schutzmechanismus der Haut bricht zusammen, und als einzige Möglichkeit bleibt dem unwissenden Verbraucher nur eine Antwort: noch mehr pflegen oder andere Produkte ausprobieren.

Es wurde soviel »Wunder« wirkende Kosmetik in den letzten Jahrzehnten angeboten: Liposome, Vitamine, Kollagen, Elastin und Hormone. Da muß man sich doch wundern, wenn sich der Zustand der Haut der Menschen nicht verbessert hat, sondern immer mehr Menschen unter Ekzemen, Hautjucken, Hautreizung, Austrocknung, Überfettung und Schädigung der Hautflora leiden. Diese Symptome rühren nicht nur von den sich verschlechternden Umweltbedingungen und der mangelhaften Ernährung her, sondern nachgewiesenermaßen auch von dem Einfluß aggressiver synthetischer Wasch- und Pflegemittel.

Die Fertigkosmetik wirbt für ihre Produkte mit dem Argument der Unbedenklichkeit hinsichtlich *Allergien*. Die durch bestimmte Substanzen mögliche Hautreizung wird durch den Hinweis »allergiegetestet« oder »hypo-allergen« ausgeschlossen, als ob man die individuelle Reaktion eines Menschen auf irgendeine Substanz damit bestimmen könnte. Und »allergiegetestet« heißt lediglich, daß das Mittel getestet wurde, aber nicht, wie das Testergebnis war. Es muß doch nachdenklich stimmen, wenn die Produkte allergiegetestet werden müssen. Es scheint, daß hier Substanzen verwendet werden, die nicht ganz hautfreundlich sind. Anscheinend ist sich der Hersteller nicht sicher, ob die verarbeiteten Substanzen verträglich sind! Es gibt sowieso *keine* Substanz, die *keine* Allergie auslösen könnte. Tritt trotz der garantierten Allergiefreiheit eine allergische Reaktion auf, dann kann das an der Hautbeschaffenheit der jeweiligen Person liegen.

Die zur Absicherung der Hersteller durchgeführten Tests beruhen auf Tierversuchen. Sie sind nicht vorgeschrieben, aber scheinbar notwendig. Diese Versuche kosten jährlich über 100 Millionen Tieren das Leben. Dabei werden den Tieren zwangsweise Substanzen verabreicht oder injiziert wie im LD-50-Test, bei dem nur 50 % der Tiere überleben. Der Draize-Test ist eine andere Variante der Tierquälerei. Hier werden z. B. den gefesselten Äffchen Substanzen in die mit Klammern aufgehaltenen Augen gesprüht oder auf die Haut aufgetragen. Wenn man die Bilder der gequälten Tiere sieht, muß man sich fragen, ob uns die Körperpflege und Dekoration das wert sein darf.

Wenn man bedenkt, daß es genug Kosmetikprodukte gibt, die Variationsmöglichkeiten schon lange erschöpft und die Grundrezepte und ihre Inhaltsstoffe seit langem bekannt sind, könnte die Industrie doch auf das Erfoschen neuer Substanzen oder sogenannter neuer Varianten verzichten. Neue Substanzen können an Zellkulturen oder durch Computersimulationen getestet werden, aber doch nicht an Tieren, die bestimmt nicht auf die Idee kämen, sich Nagellack auf die Krallen aufzutragen oder ihre Lippen zu bemalen! Man könnte die Versuche nach ausgiebigen Tests an Zellkulturen auch an freiwilligen Versuchspersonen durchführen.

Ein positiv verlaufener Tierversuch bietet noch keine Garantie für eine nebenwirkungsfreie Kosmetik, wie wir nach einigen Jahrzehnten kritiklosen Konsumierens von Kosmetik und Arzneien erleben durften. Immer wieder stellt sich nach Jahren heraus, daß sich toxische oder krebserregende Stoffe in den Produkten befanden. Als Verbraucher erfahren wir auch nicht, ob der Test sehr positiv war oder gerade an der Grenze des Vertretbaren. Einige Kosmetikhersteller (insbesondere der Naturkosmetik) haben sich daher verpflichtet, auf Tierversuche zu verzichten, und geben dies auf ihren Verpackungen an. Diese Hersteller bieten alle Kosmetikprodukte an, die man für eine ausgewogene Körperpflege und dekorative Kosmetik braucht.

Ein wichtiger Punkt auf meinem Negativkonto der Fertigkosmetik ist der *Preis*. In Anbetracht der preiswerten, synthetischen Grundstoffe ist es verwunderlich, wenn eine Creme für das Vielfache dessen angeboten wird, was man bei der Selbstherstellung einer natürlichen, frischen Creme ausgeben muß. Selbst Hormone und Vitamine, von denen man immer noch nicht weiß, ob und wieweit sie wirklich von der Haut aufgenommen werden, können für Pfennigbeträge synthetisch hergestellt werden. Der aus einem starken Konkurrenzkampf resultierende gigantische Werbeaufwand, der Verpackungskult und die Verwaltung großer Kosmetikkonzerne schlagen sich in den hohen Preisen nieder, die Pflege wirklich zu einem Luxus werden lassen.

Alle Substanzen, mit denen die Werbung uns zum Kauf lockt, mögen zwar in den Produkten enthalten sein. Als Verbraucher wissen wir aber nicht, *wieviel* davon *in der Creme enthalten ist* und *ob es sich um eine natürliche Substanz handelt.* Es ist einfach zu sagen, daß Rosenöl, das sehr hautpflegend und teuer ist, verarbeitet wurde, aber es kann sich ebenso um ein synthetisches Öl handeln, das eine identische chemische Struktur hat und genauso duftet. Beispielsweise kann man ein Produkt mit »Jojoba« bezeichnen und Jojobamehl verwenden, das wesentlich preiswerter, aber weniger wirksam als das wertvolle Jojobaöl ist. Und eine Auszeichnung wie »mit wertvollen Auszügen der Birke« sagt nicht, wieviel davon enthalten ist.

Bis zur Verabschiedung eines entsprechenden Gesetzes zur Auszeichnung der Kosmetik wissen wir weder, was und wieviel sich in einem Produkt befindet, noch, was es *tatsächlich* bewirkt. Die Werbung verspricht selten konkrete Wirkungen ihrer Produkte, sondern begnügt sich mit Verallgemeinerungen wie schönerem Aussehen, Verschwinden von Falten, gründlicher Reinigung oder einem klaren Teint, der uns begehrenswert und beliebt macht. So bleiben wir als Verbraucher in Unwissenheit und zweifeln zu Recht.

Zu Schönheit, Beliebtheit und Begehrtsein noch ein Wort: Schönheit kommt doch von innen, vom Wesen eines Menschen, und ein schöneres Aussehen ist Ergänzung und Folge innerer Schönheit. Geliebt und begehrt wird man nicht wegen eines perfekten Make-up oder faltenfreien Gesichts, sondern für sein offenes, herzliches Wesen. Wenn Sie viel lachen und ein aufregendes, erfülltes Leben leben, werden Sie Falten bekommen. Warum soll man diese Spuren des Lebens verwischen?

# Kosmetik mit ätherischen Ölen

Bevor wir uns der Kosmetik mit ätherischen Ölen zuwenden, möchte ich allgemein auf die Naturkosmetik eingehen. Naturkosmetik sollte sich reiner, natürlicher und hautfreundlicher Substanzen bedienen. Diese Erwartungen kann heute keine Kosmetik mehr vollständig erfüllen, denn Pflanzen, Wasser und Luft sind bereits so sehr verunreinigt, daß man die in ihnen enthaltenen Schad- und Giftstoffe, selbst bei biologischem Anbau der Heilpflanzen, mit der Kosmetik aufnehmen wird. Einen absolut reinen Rohstoff werden wir wohl auf unserem Planeten nicht mehr finden. Gesundheitsschädigende Pestizide, Chemikalien und Schmutzstoffe finden sich überall. Man kann die Rohstoffe nur noch nach ihrer relativen Reinheit beurteilen. Wenn wir reine Naturkosmetik herstellen wollen, stellt sich also die Frage: woher das Rohmaterial nehmen? Wenn wir jede Kosmetik und alle industriellen Duftstoffe aus natürlichen Substanzen herstellen wollten, wäre bei unserem heutigen Verbrauch bald keine Pfefferminze auf der Wiese, keine Zitrone am Baum, keine Lavendelblüte mehr vor den Herstellern von Duftstoffen und Kosmetik sicher, und alle Sandelholzbäume wären vermutlich abgeholzt. Zu viele Menschen wenden zuviel Kosmetik an.

Durch die sich verschlechternden Umwelteinflüsse, toxische Stoffe in Luft und Wasser, Luftverschmutzung und aggressive Wasch- und Pflegemittel hat sich der Zustand von Haut und Haar so verschlechtert, so daß wir mit einem enormen Pflegeaufwand Abhilfe zu schaffen versuchen, der, angeheizt von der massiven Kosmetikwerbung, vielfach übertrieben wird. Gleichzeitig achten leider viele Menschen zuwenig auf ihre Ernährung, obwohl das Nahrungsmittelangebot in unseren Breitengraden alle für Haut und Haar notwendigen Vitamine und Mineralien enthält.

Als Lösungen bieten sich eine Drosselung des Kosmetikverbrauchs, Verbesserung der Umweltbedingungen, gesunde und ausgeglichene Ernährung, Verzicht auf Parfümierung oder Einsatz von naturidentischen Stoffen zur Parfümierung von Konsumgütern und Waschmitteln sowie Verzicht auf aggressive Substanzen in den Pflege- und Waschmitteln an. Naturidentische Stoffe können dabei bedingt natürliche Stoffe ersetzen.

Letztendlich läuft alles auf eine Veränderung unseres Bewußtseins und unseres Verhaltens hinsichtlich Ernährung, Körperpflege, Umwelt und Natur hinaus. Um sich natürlich zu pflegen und zu reinigen, sollten wir nicht unsere Fauna ausrotten. Die hier vorgestellte Kosmetik mit ätherischen Ölen verwendet geringe Mengen ätherischer Öle und Pflanzenöle, die bei maßvollem Gebrauch wenig Rohmaterial erfordern. Da sich Haut und Haar durch die natürliche Pflege mit Naturkosmetik im allgemeinen relativ schnell von ihrer chemischen Behandlung erholen, braucht nicht mehr sehr viel und aufwendig gepflegt zu werden. Alle natürlichen Pflegemaßnahmen müssen aber von einer gesunden Lebensweise begleitet werden; dazu gehören vitamin- und mineralstoffreiche Ernährung sowie Vermeidung von Drogen, übermäßigem Nikotin-, Alkohol- und Kaffeegenuß und Streß.

Im Vergleich zur kommerziellen Fertigkosmetik verwendet die Aromakosmetik ausschließlich *natürliche Substanzen*. Sie enthält keine Mineralöle, synthetische Substanzen, synthetische Konservierungsmittel oder Farbstoffe. Die zur Herstellung verwendeten pflanzlichen Öle, z. B. Avocado-, Sesam-, Mandel-, Weizenkeim-, Oliven- und Vitamin-E-Öl, sind selbst bereits hautpflegend, glättend, nährstoffhaltig und feuchtigkeitsregulierend. Diese Kosmetik ist weitestgehend rückstandsfrei und biologisch abbaubar.

Die verwendeten ätherischen Öle, die eigentlich pflegenden und heilenden Zutaten, sind für die Hautpflege ideal, da sie heilen, das Gewebe vitalisieren, die Zellerneuerung anregen, die Haut reinigen und beleben, den Stoffwechsel fördern, Reizungen und Entzündungen hemmen oder beruhigen, antiseptisch wirken und die Haltbarkeit der Kosmetik auf natürliche Weise garantieren. Ätherische Öle wirken – graduell verschieden stark – antibakteriell, bakteriostatisch und pilztötend.

Darüber hinaus enthalten viele ätherische Öle *pflanzliche Hormone* (Phytohormone) und einige Öle *östrogenähnliche Substanzen* (Anis, Eisenkraut, Fenchel, Eukalyptus, Salbei), die auf Haut (Kollagen) und Gewebe (Tonus) wirken. Diese pflanzlichen Hormone werden von der Haut aufgenommen und beeinflussen den Hormonhaushalt im Körper. Sie wirken auf die Haut straffend, zytophylaktisch (zellerneuernd) verjüngend und regulieren die Talgdrüsenproduktion – ein wichtiger Effekt bei der Behandlung von fetter Haut, fettigem Haar und Akne. Diese Hormone haben nicht die Nebenwirkungen tierischer Hormone, die die Haut bei längerer Anwendung schwammig und aufgedunsen aussehen lassen können.

Ätherische Öle stimulieren auch die endokrinen Drüsen und beeinflussen so die körpereigene Hormonabsonderung, z. B. des Östrogens. Das Östrogen reguliert die Elastizität der Haut, des Bindegewebes, den Muskeltonus und die Fettverbrennung des Körpers, also den Abbau überflüssigen Fetts. Ein Beispiel: Thymianöl wirkt ausgleichend auf die Nebennierenrinde, die Östrogen herstellt. Östrogen kann den Haut- und Gewebezustand verbessern, wie man durch die Einnahme der Pille bei vielen Frauen sehen kann. Das Öl beschleunigt die Drüsensekretion der Haut, regt den Blutkreislauf an, steigert den Blutdruck, entschlackt die Haut und wirkt allgemein anregend auf den Organismus. Man setzt es bei Haarausfall, der allgemeinen Haarpflege, bei Haut- und Wundheilung, bei Mund- bzw. Zahnfleischpflege sowie bei der Behandlung von Pickeln und Furunkeln ein. Die ätherischen Öle haben immer mehrere Wirkungen und können bei verschiedenen Symptomen eingesetzt werden. Schließlich kann ein Öl auch nach seinem Duft ausgewählt werden, da das Heil- oder Pflegemittel gut duften soll.

Als wichtigstes Argument für die Wahl dieser Öle in der Natur-kosmetik spricht ihre *Lebenskraft und Natürlichkeit.* Leben kann man am besten mit Leben pflegen und heilen. Wir haben eine starke Affinität zu den Pflanzen, aus denen wir entstanden sind. Das zeigt sich am besten bei den Blütenölen – die Blüten sind das »Gesicht« der Pflanze –, die wir in der Aromakosmetik für die Gesichtspflege anwenden, da sie hier besonders wirksam sind. Durch die Pflege der Gesichtshaut mit Blütenölen geben Sie Ihrer Haut die ganze gespeicherte Sonnen- und Vitalkraft des ätherischen Öls. Die Öle werden problemlos vom Hautfett aufgelöst, und ihre Moleküle sind so klein, daß sie die Haut tatsächlich durchdringen können. Sie gelangen nicht nur bis zur untersten Schicht, sondern wirken auch auf tiefer liegendes Gewebe und Organe. Dies sorgt für einen jugendlichen Teint und kommt dem Zustand der Haut zugute.

Die ätherischen Öle haben noch einen weiteren Effekt: Sie wirken über den Duftsinn auf das Gemüt und andere Körper-funktionen. Sie werden immer den Duft der ätherischen Öle wahrnehmen, egal in welcher Zubereitung Sie es verwenden, und damit Ihr Gemüt und körperliches Wohlbefinden beeinflus-sen. Besonders intensiv ist die Wirkung auf den Geruchssinn, wenn Sie sich Ihr eigenes Parfüm herstellen oder ein Aromabad nehmen. Der Duft wird Sie garantiert stimulieren. Diese Wirkun-gen machen die Öle zu einem ganzheitlichen Pflegemittel.

Die Anwendung ätherischer Öle zur Pflege und Heilung der Haut ist seit Jahrtausenden bewährt und wird von aktuellen wissenschaftlichen Untersuchungen gestützt. Es werden keine Tierversuche der Hersteller und Händler zur Überprüfung der Wirkungen durchgeführt. Sie haben keine Nebenwirkungen, wenn sie entsprechend den in den Rezepten angegebenen Mengen angewendet werden. Die Öle sind weitgehend allergie-frei. Sollte sich bei der Anwendung eines Öls in mehreren Fällen eine Allergie gezeigt haben, so wird darauf bei der Beschreibung des ätherischen Öls im zweiten Kapitel hingewiesen. Das ist aber für die Kosmetik mit ätherischen Ölen unerheblich, da es immer mehrere Öle für jeden Hauttyp gibt. Also kann das Öl gegen ein anderes ausgetauscht werden.

*Sie*, als *Selbsthersteller*, können über die Auswahl und Menge der Öle bestimmen und entscheiden damit *selbst*, was Sie Ihrer Haut zuführen. Diese natürlichen Substanzen ermöglichen Ihnen eine wirksame und ganzheitliche Kosmetik. Das heißt nicht, daß diese Substanzen schneller wirken als die synthetischen Produkte, aber sie wirken anhaltend. Aromakosmetik ist eine sanfte, subtile Kosmetik. Es kann sein, daß die Haut einige Zeit braucht, um sich auf die neuen, natürlichen Stoffe einzustellen, aber ihr Zustand wird sich bessern.

Lesern, die ihre Naturkosmetik lieber kaufen, gibt dieses Buch eines Entscheidungshilfe bei der Wahl der angemessenen Kosmetik mit den Ihrem Hauttyp entsprechenden Inhaltsstoffen. Mit dem erwarteten, neuen Auszeichnungsgesetz für Kosmetik wird Ihnen das leichterfallen. Im dritten Kapitel bin ich bei den Tips für den Einkauf ausführlicher auf Frisch- oder Naturkosmetik eingegangen.

Die Zubereitung der Naturkosmetik ist einfach und bedarf keiner Maschine. Im Gegensatz zur traditionellen Naturkosmetik gibt es kein arbeits- und zeitintensives Kochen von Kräutern, kein Pressen, kein Filtern. Die Zutaten sind im wesentlichen die ätherischen Öle in kleinen Flaschen, Pflanzenöle, Lanolin, Tonerde, Kakaobutter, Bienenwachs, Honig, pflanzliches Glyzerin, reines Wasser und Hydrolate. Alles kann platzsparend untergebracht werden.

Bei der selbstgemachten Naturkosmetik wissen Sie genau, was und wieviel in der Kosmetik ist. Das ist bei der Fertigkosmetik nicht der Fall. Die hier verwendeten Rezepte sind kein Geheimnis, sondern bekannte Rezepte der Kosmetikhersteller oder Naturkosmetik-Köche. Bei der Selbstherstellung werden Sie auch erleben, was Ihnen beim Kauf der Fertigkosmetik verwehrt bleibt – der kreative Prozeß des Selbstmachens. Sie können die Rezepte verändern, mit den Zutaten spielen und etwas Nützliches und Wertvolles für sich herstellen. Der Verbrauch von ätherischen Ölen ist aufgrund ihrer Konzentration gering. Wenn Sie einmal die notwendige Investitionen des Einkaufs aller Zutaten gemacht haben, werden Sie Ihre Kosmetik zukünftig preiswerter und frischer als im Laden bekommen.

Der Umgang mit ätherischen Ölen hat mir immer sehr viel Freude bereitet. Allein das Wahrnehmen der verschiedensten Düfte, das Mischen, das Herstellen, der spielerische Umgang mit den Substanzen lösten in mir eine kindliche Freude aus, ganz zu schweigen, wenn aus einem Rezept wirklich eine wunderbar duftende und wirksame Creme, eine Maske, eine Bodylotion oder ein gutes Parfüm entstand.

# Zweites Kapitel:

## Die ätherischen Öle

# Die ätherischen Öle in der Natur

Bevor wir uns den einzelnen ätherischen Ölen als der »Seele« der Naturkosmetik zuwenden, möchte ich Ihnen einige allgemeine Informationen geben. Wo finden wir die ätherischen Öle in der Natur? Wie werden sie hergestellt? Was sollten Sie bei Ihrer Anwendung grundsätzlich beachten? Ich werde auch beschreiben, wie das Geruchsempfinden »funktioniert«. Es spielt beim Gebrauch von duftenden Essenzen in der Kosmetik eine wichtige Rolle und verursacht überraschende »Nebenwirkungen«.

Ätherische Öle sind flüchtige, duftende Substanzen; sie sind Produkt des Pflanzenstoffwechsels. Man könnte sie mit dem Blut im menschlichen Körper vergleichen. Sie können mit Nachbarpflanzen und anderen Mikroorganismen Informationen austauschen, locken Insekten (Bienen) bei Geschlechtsreife durch den Duft an und wehren feindliche Tiere und Pflanzen durch ihren Duft ab. Ein Beispiel: Die uns allen bekannte Geranie wird fast nie von Insekten befallen. Das liegt an ihrem ätherischen Öl und seinem Duft, den sie auch ohne Blüten abgibt. Bestimmte Pflanzen können verhindern, daß sich andere Pflanzen in ihrer Nähe ansiedeln. Damit kann ein geschickter Gärtner vermeiden, daß der Gemüsegarten von Unkraut bewachsen wird.

Die Pflanzen bilden die ätherischen Öle in ihrem Zellkern und speichern diese in Blättern, Blüten, Beeren, Fruchtschalen, Holz, Rinden, Harzen, Wurzeln. Für Botaniker oder Biologen: Öl enthalten die Ölzellen(gänge), Harzzellen(gänge), Ölbehälter, Drüsen, Drüsenschuppen und Drüsenhaare. Für Laien: Das entspricht ungefähr unseren Arterien, Venen, Adern, Blutgefäßen, Geweben und Zellen. Da finden wir auch überall Blut, unser menschliches ätherisches Öl. Innerhalb der Pflanze wandern die ätherischen Öle im Lauf eines Tages zwischen den

Teilen der Pflanze hin und her. So befinden sie sich zu einer bestimmten Zeit in den Wurzeln, Blättern, Stengeln oder Blüten, je nach der Funktion, die sie gerade zu erfüllen haben – genauso, wie wir nach dem Essen unsere Energie im Bauch sammeln, weil wir verdauen wollen. Diese Tatsache bestimmt den Zeitpunkt der Ernte einer Pflanze. Da sich das Öl grundsätzlich sehr konzentriert in bestimmten Teilen der Pflanze aufhält, werden auch nur die Teile genommen, die besonders viel Öl enthalten. Deswegen habe ich Ihnen auch bei der Beschreibung der einzelnen Öle immer mit angegeben, welche Teile genommen werden. Zum Beispiel befindet sich das ätherische Öl des Jasmins bei Dunkelheit in den Blüten. Wenn Sie einmal im Süden waren und in der Nähe eines Jasminbusches gelebt haben, werden Sie festgestellt haben, daß der Duft bei Dunkelheit stark zunimmt. Deswegen werden die Jasminblüten noch bei Dunkelheit am frühen Morgen geerntet.

# Herstellungsverfahren

Es kann sein, daß Sie der folgende Teil nicht interessiert. Blättern Sie dann weiter zu der Beschreibung der Eigenschaften. Die Beschreibung der Herstellungsverfahren ist nicht wichtig für die Selbsterzeugung der Naturkosmetik, aber wenn Sie sich dafür interessieren, was eigentlich ein »absolutes Öl« ist – was man beim therapeutischen Umgang oder bei der beruflichen Arbeit (Verkauf) mit ätherischen Ölen wissen sollte –, dann empfehle ich Ihnen, jetzt weiterzulesen.

Grundsätzlich gewinnt man das ätherische Öl, indem man die Zellwände bricht. Es befindet sich nämlich gut geschützt in den Zellen und Gängen der Pflanze, und man möchte es da herausholen! Dazu bedient man sich verschiedener Verfahren. Die Wahl des Verfahrens wird durch die Beschaffenheit des Pflanzenmaterials, die Menge der in der Pflanze enthaltenen Öle und die qualitativen Ansprüche an das Endprodukt bestimmt.

Zitrusöle werden in dem preiswerten und schonenden Verfahren der *Pressung* gewonnen. Dabei werden sie nicht erhitzt und erleiden keinen Qualitätsverlust oder eine Veränderung ihrer Zusammensetzung. Durch Pressen gewinnt man Bergamotte, Zitrone, Orange, Grapefruit, Mandarine und Limette. (Limette wird auch destilliert.) Die gewonnenen Essenzen sind rein, rückstandsfrei und preiswert.

Pflanzen, die einen sehr geringen Anteil an ätherischem Öl, empfindliche Öle (die in einem anderen Verfahren nicht schadlos isoliert werden können) oder schwerflüchtige, harzige Substanzen haben, werden durch *Extraktion* gewonnen. Die Extraktion erfolgt durch Lösungsmittel, z. B. Hexan, Petrolether, Toluol u. a. Gelegentlich erfolgt die Lösung unter Druck mit Gasen, z. B. Butan oder Kohlendioxid. Blüten, Jasmin beispielsweise, werden in das Lösungsmittel »eingeweicht« und erwärmt.

Von Zeit zu Zeit wird das Lösungsmittel erneuert und wieder zugesetzt. Nach vollständiger Lösung der ätherischen Öle aus den Pflanzenteilen trennt man durch Destillation Lösungsmittel und pflanzliche Substanzen. Es verbleibt eine pastöse Masse, genannt »concrete«. Sie enthält pflanzliche Wachse, Chlorophyll und ätherische Öle. Nun fügt man der Masse Alkohol zu und erhitzt sie, um die Wachse zu trennen. Nach Abkühlung wird das Gemisch gefiltert. Durch eine weitere Destillation entfernt man dann den Alkohol und erhält das klare, lösliche (nicht völlig rückstandsfreie) ätherische Öl, »absolutes Öl«, oder auch »essence absolue« genannt. Die äußerst geringen Rückstände sind für eine hochverdünnte Anwendung begrenzter Mengen ätherischer Öle in der Naturkosmetik nicht bedenklich. Diese Öle sind teuer, da die Ausbeute gering ist und die Produktionskosten hoch sind.

Bei der seltenen *Enfleurage*, einer Variante der Extraktion, die bei der Gewinnung von feinen, schwer isolierbaren Blütenölen angewandt wird, streut man frisch gepflückte Blüten auf mit tierischem Fett beschichtete Glasplatten. Das Fett absorbiert den Blütenduft. Die Blüten werden ständig erneuert, bis das Fett keinen Duft mehr aufnehmen kann. Das vollständig gesättigte Fett nennt man »Pomade«. Durch Zugabe von Alkohol wird das ätherische Öl herausgelöst und anschließend der Alkohol verdampft. Es verbleibt ein rückstandsfreies, teueres ätherisches Öl.

Grundsätzlich enthält ein derartig gewonnenes Öl den Zusatz »absolut«, »absolue«, oder »essence absolue«. Sie duften stark und sind hochkonzentriert. Dazu zählen Benzoe, Cassie, Eichenmoos, Honig, Hyazinthe, Jasmin, Mimose, Narzisse, Rose, Tuberose, Veilchen u. a.

Das älteste, schonendste – und ein preiswertes – Verfahren zur Gewinnung reinen und rückstandsfreien Öls ist die *Destillation*. Dabei unterscheidet man die Wasserdampfdestillation, teilweise mit überheißem Dampf, und die Vakuumdestillation ohne Wasser, nur mit Hitze. Diese Verfahren werden bei Pflanzen mit einem hohen Anteil ätherischer Öle, z. B. Pfefferminz, angewendet oder wenn man ein möglichst unbeschädigtes Öl gewinnen will. Die so gewonnenen Öle sind hochwertig, rein und preiswerter als extrahierte Öle.

*Harze* werden mit Lösungsmitteln, z. B. Alkohol, Toluol oder Chlorwasserstoff, gewonnen. Lösungsmittel und ätherisches Öl werden durch Destillation getrennt, und es verbleibt ein »Resinoid«, wie diese ätherischen Öle auch genannt werden. Dieses Öl enthält noch Rückstände der Lösungsmittel. Die Rückstände sind nicht bedenklich für die Anwendung in der Kosmetik, da es sich um äußerst geringe Mengen handelt und Sie sowieso nur wenig ätherisches Öl in einer hohen Verdünnung anwenden werden. Sie werden als alkoholgelöstes Resinoid nur Benzoeöl in diesem Buch finden.

# Eigenschaften

Ätherische Öle sind dünnflüssig, z. B. Lavendelöl, bis fest, z. B. Rose »Otto«. Ihre Farben variieren von meist klar bis Dunkelbraun, Grün, Dunkelrot oder Blau. Sie sind stoffärbend, so daß farbige Öle besser nicht mit Kleidungsstücken in Berührung kommen – außer Sie wollen Ihre Kleidung parfümieren.

Sie heißen zwar Öle (oder auch Essenzen), sind aber nicht fettend. An der Luft verdunsten sie verschieden schnell. Deshalb sind die Flaschen immer sofort gut zu verschließen. Sie sind licht- (UV-Strahlung) und wärmeempfindlich. So bewahrt man sie am besten in dunkelbraunen Flaschen an einem kühlen Platz auf. Also nicht in die Sonne stellen! Bade-, Massage- und Pflegeöle, die ätherische Öle enthalten, sollten ebenfalls in dunklen Flaschen aufbewahrt werden. Die Verwahrung in Plastikflaschen ist nicht empfehlenswert, da dies zu chemischen Reaktionen mit den natürlichen Substanzen führen kann. Bewahren Sie diese unverfälschte, reine Natur in natürlichen Gefäßen aus Glas, Porzellan oder Ton auf. Wenn die Essenzen mit Feuer in Verbindung kommen, können sie sich entzünden. Das können Sie gut beobachten, wenn Sie die Schale einer Orange über der Kerzenflamme auspressen oder Tannenzweige ins Kaminfeuer werfen. Was da so geräuschvoll verbrennt, sind die ätherischen Öle.

Zitrusöle sind mindestens ein halbes Jahr haltbar, dann verlieren sie ihre Wirkung und etwas von ihrer Duftintensität. Alle anderen Öle kann man jahrelang aufbewahren, ohne daß sie ihre Wirksamkeit einbüßen. Einige Düfte reifen noch in der Flasche wie ein guter Wein. Diese Essenzen sind hochkonzentriert und nicht mit einem Kräuterauszug zu vergleichen. Die erforderliche Menge ätherischer Öle für eine optimale Wirkung in der Aromakosmetik ist daher äußerst gering. Die Ausbeute von ätherischen

Ölen ist allgemein niedrig. Für 10 Milliliter Öl – das ist die handelsübliche Menge, die von den meisten Händlern an den Endverbraucher verkauft wird – braucht man bis zu 3 Kilogramm Majoran oder 4 Kilogramm Muskatellersalbei oder 10 Kilogramm Rosmarin oder 500 Kilogramm Rosen oder 1000 Kilogramm Hyazinthen!

# Anwendung in der Naturkosmetik

Ätherische Öle müssen immer in verdünnter Form auf die Haut aufgetragen werden, außer Sie behandeln Pickel, Warzen, Fußpilz oder Wunden. Diese Ausnahmen werden in den Rezepten und Anwendungen beschrieben. Sie dürfen niemals in die Augen und nur stark verdünnt auf die Schleimhäute kommen.

---

**Eine wichtige Regel: Nicht die große Menge oder die Mischung vieler Öle führt zu einem Pflege- oder Heilerfolg, sondern eher eine geringe Menge des richtigen Öls.**

---

Eine Mengen-Tabelle finden Sie im Anhang, Seite 257, ansonsten enthält jedes Rezept die maximalen Mengenangaben. Weniger hat noch keinem geschadet, betrachten Sie bitte die Mengenangaben als Höchstwerte!

Wenn Sie ätherische Öle für Ihre Kosmetik auswählen wollen, lesen Sie bitte erst das vierte und fünfte Kapitel, oder schauen Sie in den Tabellen ab S. 257 nach, welche Öle für Ihre Haut- oder Haarpflege am geeignetsten sind. Dann können Sie auswählen und sich für das oder die Öle entscheiden, deren Duft Sie bevorzugen. Schließlich können Sie noch versuchen, die Öle entsprechend ihrer Verdunstungszeit und Duftintensität (auch dazu finden Sie im Anhang eine Übersicht) zu kombinieren. Dabei kann man die schnell verdunstenden Öle mit »langsamen« Ölen bremsen, so daß die Duftnote der Komposition möglichst lange erhalten bleibt. Das ist natürlich besonders interessant, wenn Sie sich Ihr individuelles Naturparfüm selbst zaubern.

Wichtig: Bewahren Sie Ihre ätherischen Öle geschützt vor Kindern auf, denn die Einnahme einiger unverdünnter Öle kann zur Vergiftung führen. Welche *Einschränkungen* Sie bei der Anwendung ätherischer Öle berücksichtigen sollten, finden Sie in der folgenden Übersicht.

## Hautreizung

*kann* auftreten, wenn im Bad oder im Körperöl folgende Öle enthalten sind:

| | |
|---|---|
| *Basilikum* | *Orange* |
| *Cajeput* | *Origano* |
| *Citronella* | *Pfefferminz* |
| *Eukalyptus* | *Rosmarin* |
| *Fichtennadel* | *Thymian* |
| *Kampfer* | *Tea-Tree* |
| *Lemongras* | *Verbena* |
| *Melisse* | *Zeder* |
| *Nelke* | *Zitrone* |

Empfindliche Haut wird grundsätzlich durch diese Essenzen gereizt. Höhere Dosierungen von mehr als 4 Tropfen im Bad oder 5–10 Tropfen auf 50 ml Pflanzenöl *können* auf jeden Hauttyp reizend wirken. Darüber hinaus sind noch einige andere ätherische Öle hautreizend, die aber nicht in der Aromakosmetik behandelt werden.

## Bei **Bluthochdruck**

sollen die folgenden Öle im Bad und in Körperölen gering dosiert werden:

*Rosmarin, Salbei, Thymian, Ysop*

Bei **Epilepsie**

sind die folgenden Öle gering dosiert im Bad zu benutzen:

*Fenchel, Salbei, Thuja, Ysop*

---

Bei **Schwangerschaft**

sind die folgenden, abortiv wirkenden Öle nicht in hohen Dosierungen in Bädern und Körperölen zu benutzen:

| | |
|---|---|
| *Basilikum* | *Salbei* |
| *Kampfer* | *Wacholder* |
| *Karottensamen* | *Weihrauch* |
| *Myrrhe* | *Ysop* |
| *Nelke* | *Zeder* |
| *Origano* | |

Schwach zu dosieren sind in den ersten Monaten:

*Geranie, Muskatellersalbei, Pfefferminz, Rose, Rosmarin*

Darüber hinaus wirken noch andere Öle abortiv, die aber nicht in der Aromakosmetik angewendet werden.

---

**Kleinkinder**

sollten in Pflegebädern und Pflegeölen geringe Dosierungen ätherischer Öle haben.

# Wirkungen auf Körper und Psyche

Ätherische Öle wirken auf den Körper, den Geist und die Psyche. Analog zur Pflanze stimulieren sie den menschlichen Stoffwechsel, sie übermitteln neurochemische »Botschaften« an Organe (Haut), Drüsen (Hormone) oder Systeme (Lymphe, Blutzirkulation, Immunsystem) des Körpers. Sie pflegen, heilen und regenerieren die Haut. Sie sind antiseptisch, bakteriostatisch und antibakteriell, d. h., sie töten Keime, töten oder verhindern das weitere Wachstum von Bakterien und Viren. Ätherische Öle wirken bei ihrer Anwendung in der Kosmetik direkt auf Haut, Gewebe und Flüssigkeitssysteme. Außerdem stimulieren sie Körper, Gemüt und Geist über den Geruchssinn. Das ist das Besondere an der Kosmetik mit ätherischen Ölen und erklärt ihre Bedeutung als ganzheitliche Kosmetik und als Heilmittel. Auf Seite 83 finden Sie eine Auflistung der Öle nach ihrer verschiedenen Wirkung. Diese kann man bei der Wahl der Öle für die Zubereitung der Kosmetik neben den Faktoren Hautpflege und Hautheilung berücksichtigen und damit ihre Wirkung auf das Gemüt abstimmen. Das können Sie besonders bei Bade- und Massageölen beherzigen.

Ätherische Öle dringen innerhalb 15–20 Minuten in die Haut ein, da sie sich im Hautfett lösen. Das ist ein Richtwert für die Behandlungszeit mit einer Maske, einer Packung, einer Kompresse oder die Dauer eines aromatischen Bades. Die Öle wirken durch ihren Duft unmittelbar über den Geruchssinn. Der Geruchssinn schützt sich allerdings vor einer ständigen Stimulierung durch Düfte – die Nerven »schalten« bei einer ständig wiederkehrenden Duftinformation »ab«. Das gilt nicht für unangenehme Düfte. Wird die Haut gerieben oder massiert, wirken die ätherischen Öle auf Haut und Gewebe je nach Durchlässigkeit. Die Reaktion des Körpers auf neurochemische »Botschaften«, ausgelöst durch ätherische Öle, die durch die Haut in den Körper eindringen und vom Blutkreislauf aufgenommen werden, ist abhängig vom individuellen Stoffwechsel und Kreislauf jedes Menschen. Der Stoffwechsel und die Beschaffenheit der Haut und des Haares eines Menschen, der sich vitaminreich, mineralreich, vegetarisch und ausgewogen ernährt, sind verständlicherweise anders als bei einem bewegungsarmen Menschen, der viel Fett, Fast-Food, Kantinen-Menüs, Alkohol, Koffein und Nikotin zu sich nimmt. Langsamer Stoffwechsel, schlechte Verdauung, träge und ungenügende Ausscheidungen, verstopfte, funktionsträge Haut – die Symptome ungesunder Lebens- und Ernährungsweise – verhindern ein rasches Eindringen der ätherischen Öle in die Haut und die volle Entfaltung der Wirkstoffe. Der Körper ist meistens so sehr damit beschäftigt, Giftstoffe auszuscheiden und mit Mühe seine Funktionen aufrechtzuerhalten, daß eine subtile Energie, wie die der ätherischen Öle, nur vermindert werden oder gar nicht wirken kann. Wer sich mit Naturkosmetik pflegt, sollte sich auch gesund und natürlich ernähren und möglichst frei von übermäßigem Konsum der Gefäß- und Hautkiller in den üblichen Genußmitteln (Zigaretten, Alkohol, Drogen, Fette) halten, sonst ist ein Pflege- oder Heilerfolg mit dieser subtilen, sanften Kosmetik nicht gewährleistet. Wenn Sie von synthetischer Fertigkosmetik auf Naturkosmetik umsteigen, sollten Sie Ihre Haut erst einmal zwei Wochen von synthetischen Substanzen reinigen. Masken und Gesichtsdampfbäder sind das beste Mittel dafür. Ihre Haare sollten Sie gründlich mit Haarspülungen und Haarkuren reinigen und pflegen. Denn die Wirkung dieser Kosmetik ist von einer guten Durchlässigkeit, Reinheit und Aufnahmefähigkeit der Haut abhängig. Die Wirkungen der Naturkosmetik können sich bei einer gesunden Lebensweise und Ernährung sehr schnell zeigen. In vielen Fällen habe ich bereits nach einer Woche eine Besserung des Haut- und Haarzustandes feststellen können.

# Unser Geruchssinn

Unser Geruchssinn spielt in der Naturkosmetik eine entscheidende Rolle. Denn der Duft der Aromen wirkt stimulierend und kann vielfältige psychische und physische Reaktionen auslösen. Mit dem Geruchssinn und der Wirkung von Aromen auf Körper und Psyche befaßt sich gezielt die Aromatherapie, eine in den letzten Jahren wieder populär gewordene, alte Naturheilmethode. Sie bedient sich der hier beschriebenen und vieler anderer ätherischer Öle.

Ihre Nase bzw. Ihr Geruchssinn sagt Ihnen, welches Öl rein duftet, welcher Duft Ihnen in Ihrer Kosmetik zusagt, wie Sie ein Parfüm anspricht. Es ist eine ganz normale Reaktion beim Kauf von Kosmetik, daß man die Döschen, Tuben und Flaschen öffnet, um an ihnen zu riechen. Stellen Sie sich vor, die Hersteller synthetischer Kosmetik würden keine Duft- oder Farbstoffe zufügen, sondern das Produkt so anbieten, wie es ursprünglich produziert wurde! Ich vermute, sie würden nicht mehr viel Kosmetika verkaufen, auch wenn sie so preiswert angeboten würden, wie sie hergestellt wurden.

Düfte sind Moleküle, die sich von ihrem Träger (Pflanze, Blume, Obst, Speise, Getränk, Mensch, Gegenstand usw.) gelöst haben und durch die Luft schweben. Sie erreichen unsere Nase und werden beim Einatmen mit der Luft eingesaugt. Im oberen Teil der Nase treffen die Moleküle auf die Riechschleimhaut (Riechepithel). Diese enthält *Rezeptoren*. Sie bestehen aus Tausenden behaarter Sinneszellen. Diese Flimmerhärchen (Zilien) funktionieren als Nervenenden und registrieren jeden Duft aufgrund seiner spezifischen chemischen Zusammensetzung, seiner elektrischen Spannung und seiner Infrarotschwingung. Diese Rezeptoren können Tausende von Düften erkennen und unterscheiden, auch viele verschiedene Düfte nacheinander sowie sehr niedrig konzentrierte, feine Düfte, z. B. hochverdünnte Duftstoffe in Flüssigkeiten. Eine trainierte Nase kann bis zu 10 000 Düfte unterscheiden!

Die Funktion des Geruchssinns ist noch nicht erschöpfend geklärt. Eine Theorie besagt, daß es fünf Typen (für blumige, kampferartige, brennende, stechende und verwesende Düfte) von Rezeptorenzellen gibt, die wie ein Schloß funktionieren. Das sieht dann so aus, daß ein Molekül wie ein Schlüssel auf ein Schloß trifft. Paßt der Schlüssel (Duft), dann wird die Information eines bestimmten Duftes an das Gehirn weitergeleitet. Auf welche Weise auch immer die Rezeptoren den Duft identifizieren – der Sinnesreiz wird über den Riechkolben (Bulbus olfactorius), einen Verstärker, und über den Geruchsnerv (Tractus olfactorius) zum limbischen System im Gehirn geleitet.

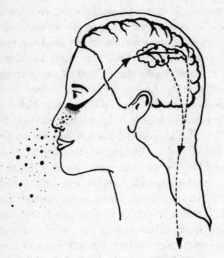

Abb. 1: Der »Weg« der Düfte

Das *limbische System* ist der älteste Teil unseres Gehirns, der schon vorhanden war, bevor sich das Denkhirn entwickelte. Dort spricht der Nervenimpuls zwei Schaltstellen (Amygdala und Hippocampus) des limbischen Systems an. Diese Schaltstellen sind Zentren unseres Erinnerungsvermögens, der Sexualität, Sympathie, Antipathie, Kreativität und der emotionalen Reaktionen. Hier wird der Duft mit bekannten Gerüchen verglichen und erhält einen Namen. Gleichzeitig werden mit der Duftinformation Bilder und Gefühle von früheren Begebenheiten, Menschen, Landschaften, Gegenständen assoziiert, und wir reagieren entsprechend emotional *und* körperlich über das vegetative (autonome) Nervensystem auf jeden Duft. Falls Sie es noch nicht bemerkt haben: Der Körperduft eines Menschen, in dessen Nähe Sie sich befinden, entscheidet über Sympathie und Antipathie mit.

Der Nervenimpuls wird zu einer weiteren Station im limbischen System, dem *Hypothalamus*, weitergeleitet, der als Schaltstation für die Übermittlung von Duftbotschaften an andere Gehirnbereiche fungiert. Der Hypothalamus ist auch die Kontrollstation für die *Hirnanhangdrüse* (Hypophyse), die, entsprechend der Duftinformation, chemische Botschaften in den Blutstrom abgibt, um z. B. Hormone zu aktivieren und auszuschütten sowie Körperfunktionen zu regulieren, oder die Hirnanhangdrüse »sagt« z. B. dem Körper, daß sie mehr Sexualhormone will. So kommt es, daß bereits das Riechen von Düften körperliche Veränderungen herbeiführen kann, und entsprechend den spezifischen Duftinformationen werden verschiedene physiologische Prozesse angeregt: Das Immunsystem wird aktiviert, der Blutdruck verändert sich, die Verdauung wird stimuliert, Speichel bildet sich im Mund usw.

Duftinformationen können verursachen, daß wir beruhigt, angeregt, stimuliert, euphorisch, hungrig, satt, schläfrig, aktiv und schmerzfrei sind. Einige Beispiele: Düfte wie der des Muskatellersalbeiöls stimulieren im Gehirn den Thalamus, der eine Neurochemikalie, Enkephalin, ausschüttet, die uns euphorisch stimmt und gleichzeitig schmerzfrei macht. Der Duft von Ylang Ylang stimuliert die Hirnanhangdrüse, die eine sexuell stimulierende Neurochemikalie, Endorphin, ausschüttet. Der Duft von Lavendel, Kamille oder Neroli stimuliert die Ausschüttung von Serotonin, das bei Furcht, Streß, Ärger und Schlaflosigkeit beruhigend wirkt.

Der *Thalamus* verbindet dann schließlich die Duftinformation vom limbischen System mit dem Bereich des Denkens und Beurteilens. Der ganze Prozeß – von der Wahrnehmung eines Duftes durch die Riechschleimhaut bis zur Drüsensekretion – läuft in Sekundenbruchteilen ab. Diese Reaktionen unseres Gehirns und Körpers sind eine »Nebenerscheinung«, wenn wir uns mit Naturkosmetik pflegen, ein Duftbad nehmen und unser selbstgemachtes natürliches Parfüm benutzen. Diese Naturkosmetik kann, wie Sie jetzt verstehen werden, mehr als nur Ihren Körper pflegen.

# Die ätherischen Öle im einzelnen

Sie werden hier alle Informationen über die hautpflegenden und hautheilenden Eigenschaften, die Anwendungsmöglichkeiten, die Duftnoten und sonstige wichtige Hinweise zu den Ölen finden, die später in Rezepten erscheinen. Die botanischen Namen sind nur dann wichtig, wenn man die Öle in einer Apotheke oder bei einem qualifizierten Händler bestellt. Mit dem botanischen Namen kann man exakt die Art des Öls angeben, das man sich besorgen will, denn es gibt viele verschiedene Arten von Thymian, Lavendel, Rose usw. Manche Händler führen ätherische Öle auch unter anderem Namen. Weihrauch beispielsweise ist auch unter dem englischen Namen »Frankincense« zu finden. Die Hinweise auf Farbe und Konsistenz helfen eventuelle Parfümöle oder »gestreckte« Öle von den reinen, echten Ölen zu unterscheiden.

## Angelikawurzel
(Angelica archangelica)

Das Öl der in Europa angebauten Angelika wird aus seiner getrockneten oder frischen Wurzel, wie der Name bereits aussagt, gewonnen. Es ist dünnflüssig und klar. Seine Hauptbestandteile sind Linalol, Bornpol, Anselicin, Archangelicin, essentielle Fettsäuren, Pflanzensäure und Zucker.
Es ist antiseptisch, antibakteriell bzw. bakteriostatisch (verhindert das weitere Wachstum von Bakterien), pilztötend und eignet sich zur Behandlung von Infektionen, Hautpilz und Wunden. Es ist ein sehr wirksames Heilöl; es riecht würzig, erdig und moschusartig.

## Basilikum

(Ocinum basilicum)

Das klare, dünnflüssige Öl wird aus den blühenden Spitzen des Krauts durch Destillation gewonnen. Es wird in Frankreich, Italien, auf dem Balkan, in Ägypten und den USA kultiviert, wächst aber auch in deutschen Gärten.

Es ist antiseptisch, tonisierend, hautklärend und erhöht die Spannkraft und Geschmeidigkeit der Haut. Bei Ihrer Gesichtspflege können Sie es als Hautreiniger oder Toner anwenden. Basilikum bietet sich für die Anregung des Stoffwechsels der fetten, müden, schlaffen, farblosen Haut in Hautölen, -cremes und Pflegebädern an. Es wirkt leicht hautreizend und ist bei empfindlicher Haut gering zu dosieren. Im Pflegebad verursacht es ein Heiß-kalt-Gefühl. Sein Duft ist durchdringend süß, würzig und anisartig.

## Benzoe

(Styrax benzoin)

Benzoe ist ein Resionid und wird durch Extraktion aus dem Harz eines in Asien heimischen Baumes gewonnen. Sein wichtigster Bestandteil ist Benzoe-Ester. Das Öl ist klar und dünnflüssig.

Es ist antiseptisch, desodorierend, wundheilend, beruhigt gereizte Haut, heilt Entzündungen, Geschwüre und kann bei rissiger Haut, Rötungen und Hautjucken angewendet werden. In verdünnter Form kann es der Bildung von Blasen vorbeugen. Da es sehr stark konservierend wirkt, kann es als natürliches Konservierungsmittel allen Rezepten (Cremes, Salben) zugefügt werden. Sein Duft ist – je nach Herkunftsland – balsamisch, süß oder warm.

# Bergamotte

(Citrus bergamia)

Das grünliche, dünnflüssige Öl wird durch Auspressen der Schalen grüner Bitterorangen der in Italien, Spanien, Westafrika, Südamerika und Kalifornien wachsenden Bäume gewonnen. Es enthält Linalol, Terpene, Limonen, Linalylazetat und Bergapten. Es ist ein Universalöl für die Aromakosmetik, da es bei allen Hauttypen und vielen Funktionsstörungen angewendet werden kann. Mit der Anwendung von Bergamotte kann man eigentlich nichts falsch machen. Es ist antiseptisch, leicht adstringierend, desodorierend, wundheilend und allgemein hautpflegend. Außerdem hilft es bei Schuppenflechte, Seborrhöe, Akne, Herpes (Lippenbläschen und Genitalherpes), Gürtelrose, Ekzemen, übermäßigem Schwitzen (Achseln) und unangenehmem Körperduft. Bergamotte wirkt reduzierend bei gesteigerter Talgproduktion, bei fetter Haut, fettem Haar und der öligen Seborrhöe; das gleiche gilt für die Aknebehandlung. Weitere Anwendungsbereiche sind: Desinfektion, Heilung und Vernarbung von Wunden und Ekzemen. Bergamotte paßt gut in alle Badeöle, Toner, Deodorants und Parfüms. Sein Duft ist frisch, spritzig, süß und klar. Falls Sie Teetrinker sind: Bergamotte ist das Aroma des Earl-Grey-Tees.

Bergamotte bräunt die Haut (wie alle anderen Zitrusöle) und erhöht ihre Lichtempfindlichkeit. Bei mittelmäßiger UV-Strahlung sollte es etwa 30 Minuten vor dem Sonnenbad mit einem Pflanzenöl aufgetragen werden. Bei starker UV-Strahlung, z. B. im Gebirge, am Meer oder im Sonnenstudio, ist Vorsicht angezeigt. Die im Öl enthaltene Substanz Bergapten erhöht nicht nur die Lichtempfindlichkeit, sondern ist phototoxisch, d. h. unter Umständen zellzerstörend bei starker UV-Einwirkung. Die Folgen können Sonnenbrand, Rötungen und Flecken sein, die sich erst nach einigen Tagen in eine leichte Bräunung verwandeln.

## Cajeput

(Melaleuca leucadendron)

Dieses Öl wird aus den frischen Blättern und Zweigspitzen des in Australien, Indonesien und Malaysia wachsenden Strauches und Baumes durch Destillation gewonnen. Sein kraut- und eukalyptusartig duftendes Öl ist klar und dünnflüssig. Es enthält im wesentlichen Lineol, Pinen, Terpineol und Neroli.
Es ist antiseptisch, antimikrobiell und schmerzlindernd. Man wendet es hauptsächlich gegen Hautschmerzen, Haarausfall und Entzündungen an. Da es empfindliche Haut irritiert, kann man statt seiner Niaouliöl verwenden, welches dem Cajeputöl verwandt, aber nicht reizend ist.

## Citronella

(Cymbopogon nardus)

Das in Europa selten angebotene Öl wird durch Destillation aus einem schilfförmigen Gras gewonnen, das in China, Indonesien und Südamerika wächst. Es findet hauptsächlich bei der Herstellung von Seifen, Gesichtstonern und Parfüms Verwendung und wird wegen seines Preises von der Industrie dem ähnlich duftenden und wirkenden Melissenöl vorgezogen.
Es ist pilztötend, antibakteriell und allgemein erfrischend. Es ist wichtiger Bestandteil aller Insektenschutzmittel. Es kann gegen Hautpilz und Infektionen und als erfrischendes Aroma im Bad, in Parfüms und selbstgemachter Seife – hier auch wegen seiner desinfizierenden Eigenschaften – angewendet werden. Eine Allergie ist möglich. Vorsichtshalber sollte es nur in geringen Dosierungen genommen werden. Es ist leicht hautirritierend. Sein Duft ist leicht süß, waldig-blumig und rosenartig (Java) oder kampferartig (Ceylon).

## Eukalyptus
(Eucalyptus globulus)

Das klare bis grünliche, dünnflüssige Öl wird aus den Blättern und kleinen Zweigen des Eukalyptusbaumes gewonnen. Er ist charakteristisch für die Fauna Australiens, wächst aber auch auf der Iberischen Halbinsel. Das Öl enthält im wesentlichen Eukalyptol.

Es ist allgemein bekannt für seine stark antiseptischen und heilenden Eigenschaften bei Infektionen der Atemwege. Da es die Haut leicht irritiert, wird es nur bei Entzündungen, entzündeten Wunden und Bläschen (als Folge von Herpes, Windpocken und Medikamenteneinnahme) angewendet. Geschwüre können ebenfalls mit dem Öl behandelt werden. Es dient auch als Insektenschutz. Eukalyptus hat eine leicht östrogenartige Wirkung auf den Organismus. Sein Duft ist frisch und streng.

## Fenchel
(Foeniculum vulgare)

In der Naturkosmetik und Aromatherapie wird nur das Öl des süßen Fenchelsamens benutzt. Es ist dünnflüssig, gelblich und ein sehr milde wirkendes Öl.

Es entzieht dem Körper Wasser, regt als Zusatz in Körper- und Massageölen die örtliche Durchblutung an und enthält östrogenartige Phytohormone. Östrogen (und damit die im Fenchelöl enthaltene Substanz) wirkt auf die Haut straffend, stärkt den Muskeltonus, erhöht die Elastizität des Bindegewebes und der Haut. Also wendet man Fenchel bei alternder Haut, Falten, Runzeln, Bindegewebsschwäche, Zellulitis und zur Zahnfleischpflege an. Fenchel ist in vielen Mund- und Zahnpflegemitteln enthalten. Es schmeckt auch in der selbstgemachten Zahnpasta angenehm. Außerdem schafft es bei Infektionen des Mundraums Abhilfe. Das ätherische Öl duftet ebenso wie das Küchenkraut oder der Tee.

## Fichtennadel, sibirische

(Abies sibirica Ledeb.)

Der Name des Öls ist irreführend, da das dünnflüssige, klare Öl durch Wasserdampfdestillation aus den nadeltragenden Zweigen der Tanne gewonnen wird. Dieses Öl eignet sich nicht nur hervorragend für Saunaöl, sondern wird wegen seiner stark antiseptischen und desodorierenden Eigenschaften bei starkem Fußschweiß angewendet. Bei diesem Öl kann ich auf keine hautpflegenden Wirkungen hinweisen, möchte es aber als Badeöl bei Nervosität, Streß und geistiger Erschöpfung empfehlen, welche langfristig den Zustand Ihrer Haut beeinträchtigen. Es ist leicht hautreizend und hat den typischen, würzigen Fichtenduft.

## Geranie

(Pelargonium graveolens)

Die in unseren Blumentöpfen und -kästen prachtvoll blühende Geranie enthält ein sehr wertvolles ätherisches Öl für die Hautpflege. Es wird durch Destillation aus den Blättern und Stengeln gewonnen und ist dünnflüssig und klar.

Es ist antiseptisch, adstringierend, desodorierend, tonisierend, blutstillend, entzündungshemmend, reinigend und stimuliert das Lymphsystem. Es enthält Citronellol, Geraniol, Linalol und Terpineol. Gelegentlich kann es eine Allergie verursachen. Da das nur in den seltensten Fällen vorkommt, empfiehlt sich das ätherische Öl der Geranie für die allgemeine Hautpflege, sowohl für trockene wie für fette Haut, da das Öl ausgleichend auf die Talgproduktion wirkt. Sehr empfehlenswert ist das Öl bei verstopfter, fetter Haut. Weitere Anwendungsbereiche sind: Bindegewebsschwäche, Zellulitis, Seborrhöe, Akne, Geschwüre, Blutungen, Entzündungen, trockene Ekzeme, Flechten, Gürtelrose; bei der Behandlung von Verbrennungen ist Lavendelöl allerdings vorzuziehen. Es soll das Wachstum der Brüste anregen, wenn man es mit Ylang Ylang in einem Körperöl regelmäßig aufträgt. Es schützt vor Insekten. Sein Duft ist rosig-minzig und harmoniert gut mit Rose und Rosenholz.

## Immortelle
### (Helichrysium angustifolium DC)

Das wildwachsende, immergrüne Kraut ist auch als Strohblume bekannt und wächst im gesamten Mittelmeerraum. Das Öl ist dünnflüssig, klar und wird aus den Blüten gewonnen. Es ist enzündungshemmend, pilztötend und adstringierend. Es lindert Verbrennungen und macht rauhe, spröde Haut geschmeidig. Immortelle wird in Parfüms als Fixativ eingesetzt. Das Öl duftet intensiv, honigartig, süß, fruchtig mit einer leichten Kamillennote.

## Jasmin
### (Jasminum grandiflorum, officinale)

Jasminöl wird seit Jahrtausenden in der pflegenden Kosmetik und in Parfüms angewendet. Ursprünglich ist der Strauch in Ostindien beheimatet, er findet sich heute aber auch in Südfrankreich, Spanien, Marokko, Algerien und Ägypten, manchmal sogar in Deutschland. Das rotbraune Öl wird durch Extraktion aus den Blüten gewonnen und ist sehr teuer. Vielfach kann man es auch preiswerter mit einem Pflanzenöl verdünnt (10%ige Lösung) erhalten, wodurch seine Duftintensität nachläßt und seine Wirkung gemindert wird. Dieses gestreckte Öl mag für die Parfümherstellung akzeptabel sein, aber für die Aromakosmetik ist reines Jasminöl unbedingt erforderlich. Obwohl 1 Milliliter etwa 25–30 DM kostet, sollte man diese Ausgabe nicht scheuen, denn man braucht nur sehr geringe Mengen.

Jasminöl ist allgemein hautpflegend, tonisierend, antiseptisch und hat einen entspannenden, aphrodisierenden Duft. Besonders zur Pflege trockener, empfindlicher und heißer Haut eignet sich Jasmin. Es wirkt besänftigend bei Hautentzündungen; wie alle Blütenöle hat es einen starken Bezug zur Gesichtshaut. Ein pflegendes Bad mit Jasminöl läßt Ärger, Streß, Angst, Nervosität und Sorgen vergessen. Viele Parfüms erhalten durch Jasminöl eine blumige, honigsüße, fruchtige Note.

### Kamille, Blaue
(Matricaria chamomilla)

Die in Deutschland heimische Pflanze, die auch in Ungarn, in der UdSSR und in Ägypten angebaut wird, unterscheidet sich von der Römischen Kamille durch einen wesentlich höheren Anteil an Azulen, der dem ätherischen Öl eine blaue Farbe gibt. Das Azulen ist sehr wirksam bei Entzündungen und beschleunigt den Heilprozeß.
Mit dem relativ teuren Öl sollte man deshalb nur Entzündungen und Wundinfektionen behandeln. Ansonsten wirkt die Blaue Kamille wie die Römische Kamille. Ihr Duft ist allerdings stärker, fast betäubend süß, kräuterartig und leicht fruchtig.

### Kamille, Römische
(Anthemis nobilis)

Die Römische Kamille findet man in England, Bulgarien, Jugoslawien, Frankreich und Ungarn; sie ist eine seit Jahrhunderten bekannte Heilpflanze, deren ätherisches Öl durch Destillation aus den Blüten und der ganzen Pflanze gewonnen wird. Das Öl ist gelblich, dünnflüssig und relativ teuer (1 Milliliter etwa 10 DM).
Es wirkt antiseptisch, gefäßverengend, hautheilend, hautpfle-

gend, haarpflegend und wird bei empfindlicher, trockener und geröteter Haut, Hautjucken, infizierten Wunden, Abszessen, Akne und Ausschlag angewendet. Es beschleunigt die Vernarbung von Wunden und hilft als Zusatz in einer Creme oder einem Hautöl gegen Hautallergien. Geplatzte Äderchen sollen erfolgreich mit Kamillenöl behandelt worden sein. Kamillenöl macht rauhe, spröde Hände wieder geschmeidig und glatt. Blondes Haar pflegt man mit einer Kamillenspülung. Sein entspannender Duft ist süß und kräuterartig.

## Kampfer
(Cinnamomum camphora)

Kampferöl wird durch Destillation aus dem Holz des Kampferbaumes, den man in Japan, China, Indien, auf Ceylon und Madagaskar findet, gewonnen. Es ist dünnflüssig und klar. Es wirkt stark anregend und heilend auf die Haut.
Man kann das Öl nur in geringen Mengen verwenden, denn es irritiert die empfindliche Haut und wirkt leicht rötend. Dennoch eignet es sich bei fetter Haut, für die Hautreinigung, die allgemeine Hautpflege und zur Akne-Behandlung, da es den Stoffwechsel der Haut anregt und sie klärt. Blaue Flecken bzw. Blutergüsse, die sich bei Frauen auch schon nach geringfügigen Prellungen zeigen, können mit Kampfer in einem Hautöl gut behandelt werden. Es fördert die Heilung von Wunden, Verbrennungen und Geschwüren. Sein Duft ist medizinisch und streng.

## Karottensamen

(Daucus carota)

Das Öl des Karottensamens enthält vor allem das bekannte Karotin, nicht aber die in der Wurzel enthaltenen Vitamine A, E, und Provitamin A. Das dünnflüssige gelbe Öl wird durch Destillation aus den zerkleinerten Samen gewonnen und eignet sich besonders für die Hautpflege.

Es regt die Zellerneuerung, die Schweiß- und Talgdrüsen an, was vor allem der alternden, trockenen Haut und trockenem Haar zugute kommt, ein ideales Öl also für Faltencremes und Gesichtsöle. Es schützt und pflegt auch die normale Haut und wenn die Haut extremen Witterungen ausgesetzt ist. Dagegen sollte es bei Akne und fetter Haut nicht angewendet werden. Es bietet begrenzten Sonnenschutz in Sonnenölen (zusammen mit Sesam- oder Haselnußöl) und färbt die Haut durch das Karotin, welches die Pigmentierung anregt. Gemischt mit Mandelöl ergibt es ein wirksam pflegendes Hautöl. Sein Duft ist waldig, erdig und saftig.

## Knoblauch

(Allium sativum)

Das dickflüssige, helle Öl der Knoblauchwurzel wird durch Destillation gewonnen und zeichnet sich durch seinen eigenwilligen, durchdringenden Duft aus. Natürlich wird sich Knoblauch in keiner Creme finden, aber seine Inhaltsstoffe Schwefel, Jod, Silicium, Allicin, Garlicin und Schwefelglykoside machen es zu einem unentbehrlichen Heilöl bei der Behandlung von Warzen, Schwielen, Geschwüren, Schorf, Hühneraugen (hier immer pur auftragen) sowie kalten Abszessen und infizierten Wunden. Es ist stark antiseptisch, pilztötend, entgiftend, wundheilend.

# Lavendel
(Lavendula officinalis, vera)

Es gibt sehr viele verschiedene Lavendelarten, deren chemische Zusammensetzung und Düfte sich voneinander unterscheiden. So duftet der englische Lavendel anders als der südfranzösische. Lassen Sie sich bei der Wahl »Ihres« Lavendels von Ihrer Nase leiten. Man findet den Lavendel im ganzen Mittelmeerraum, aber auch in England, in der UdSSR und in Australien. Für die Gewinnung des ätherischen Öls verwendet man die frischen Stengel und Blütenrispen.

Lavendel ist ein Universalöl für die Hautpflege. Es enthält Linalyl-Äther, Geranyl-Äther, Geraniol, Linalol und Cineol. Es wirkt antibakteriell, schmerzlindernd, wundheilend, lindernd bei Hauterkrankungen, desodorierend, antiseptisch, pilztötend, insektenfeindlich, zytophylaktisch und entzündungshemmend. Man nimmt Lavendelöl für die Pflege aller Hauttypen, bei Akne und fettigem Haar (es normalisiert die Talgproduktion), Hautjukken, für die Handpflege, bei rissiger Haut, blauen Flecken, Stoßverletzungen (in eiskalten Kompressen), Aknewunden, Blasen, Abszessen, Furunkeln, Warzen, Geschwüren, Ekzemen, Fußpilz (hier ist aber Tea-Tree wirksamer), Wunden und Verbrennungen. Ein Bad mit Lavendel beruhigt und heilt die Haut nach einem Sonnenbrand. Lavendel findet man in fast allen Rezepten der folgenden Kapitel, da es sich als eines der wirksamsten Öle der Naturkosmetik bewährt hat. Auch in der Aromatherapie spielt es eine bedeutende Rolle. Sein Duft wirkt sehr beruhigend und entspannend. Kopfschmerzen verfliegen mit kalten Lavendel-Kompressen. Lavendel verstärkt außerdem die Wirkungen anderer ätherischer Öle in Mischungen. Deshalb ist es nie falsch, etwas Lavendel beizumischen. Sein Duft ist süß, balsamisch, blumig, waldig und hell.

## Lemongras
(Cymbopogon flexuosus, citratus)

Dieses Öl wird wegen seines erfrischenden Duftes und seiner desodorierenden, insektenfeindlichen Eigenschaften erwähnt. Gewonnen wird es aus einem in Indien, China und Südamerika heimischen Gras.

Man kann damit ein erfrischendes Sommerbad zubereiten, Insekten vertreiben, dem Parfüm eine frische Zitronen- und Verbenanote geben und es gegen Fußschweiß einsetzen. Das Öl irritiert die empfindliche Haut und sollte für diesen Hauttyp gering dosiert werden.

## Melisse
(Melissa officinalis)

Diese gute deutsche Gartenpflanze ist in der Kräuterheilkunde und Volksheilkunde ein bekanntes Mittel. Ihr klares, dünnflüssiges Öl ist relativ teuer, da die Ausbeute bei der Destillation der Pflanze nicht sehr hoch ist. Das Öl enthält Citronellol, Thymol, Citral, Terpene und Geraniol. Citronellol verursacht leichte Hautreizungen. Dieses Öl sollte deshalb nur in 1%igen Lösungen angewendet werden.

Trotzdem eignet es sich für die allgemeine Haut- und Handpflege, bei Hautallergien und hat sich nach neuesten Ergebnissen als sehr erfolgreich bei der Behandlung von Herpes-Bläschen erwiesen (pur auf die Bläschen aufzutragen). Melissenöl tonisiert die Haut, regt den Stoffwechsel an und bewirkt durch seine milde Reizung, daß die Haut wieder lebendig wird. Im aromatischen Bad und in der Creme wirkt es kühlend, sollte also bei heißer Haut (in geringen Mengen bei Sonnenbrand) genommen werden. Auch in Insektenschutzmitteln findet es Verwendung. Es duftet kräftig, herb-süßlich, zitronenartig.

## Muskatellersalbei
(Salvia sclarea)

Das ätherische Öl wird aus dem in Frankreich, Spanien und der UdSSR angebauten Kraut durch Destillation aus den Blüten gewonnen und ist hell bis gelblich und dünnflüssig.
Es wirkt östrogenartig und desodorierend. Sein Duft ist euphorisierend, entspannend und aphrodisierend. Es ähnelt dem Salbeiöl, hat aber eher eine mildere Wirkung. Es wird bei wäßriger, entzündeter und normaler Haut, für die Haarpflege und gegen Schuppen verwendet, wobei es durch seine belebende Wirkung auf die Kopfhaut die Abschuppung beschleunigt. Es riecht nach Heu, Bergamotte und süßlich.

## Myrrhe
(Commiphora molmol, abyssinica)

Die Myrrhe ist ein Wüstenbaum, der in den nordafrikanischen Ländern, Somalia und Äthiopien wächst. Aus seinem Harz wird durch Extraktion und Destillation das dickflüssige, rotbraune Öl gewonnen. Es enthält Eugenol und Limonen. Dieses Öl hat sehr starke wundheilende Kräfte, als ob es die starke afrikanische Sonne mit ihrer wohltuenden Wärme und Kraft in sich gespeichert hätte. Die alten Ägypter nutzten es zur Zeit der Pharaonen für ihre Salben und Cremes und konservierten damit ihre Leichname. Deshalb dient es heute nicht von ungefähr zur Pflege der alternden Haut.
Es wirkt zytophylaktisch, pilztötend, entzündungshemmend, antiseptisch, kühlend und adstringierend. Alles, was rauh, rissig oder enzündet ist – ob Gesichtshaut oder Hände –, kann mit einer Myrrhensalbe oder -creme behandelt werden, ebenso Schorf, feuchte Ekzeme, Geschwüre (auch Mundgeschwüre), Hautpilz und vor allem Fußpilz. In einem Mundwasser kann man es bei Mundgeruch, Zahnfleischproblemen, Mundfisteln

oder -geschwüren anwenden. Sein Duft ist warm, würzig, balsamisch und süß – ein angenehmer orientalischer Duft, mit dem man in schweren Parfümmischungen spielen kann.

## Myrte
### (Myrtus communis)

Das Öl der Myrte wird aus den Blüten und Zweigspitzen des im Mittelmeerraum heimischen Baumes destilliert. Es ist dünnflüssig, klar, duftet leicht kräuterartig und frisch. Es ist adstringierend, antiseptisch und antibakteriell. Man wendet es für die allgemeine Hautpflege und bei Akne an.

## Nelkenblüte, -blätter
### (Eugenia caryophyllata)

Der Gewürznelkenbaum wächst in Indonesien, Tansania, auf Madagaskar und Ceylon. Aus seinen Blüten und Blättern werden zwei einander ähnliche Nelkenöle durch Destillation gewonnen. Ihre Eigenschaften sind gleich; das Blütenöl ist teurer und duftet wärmer, würziger und süßer, das Blätteröl dagegen ist trocken. Nelke ist sehr antiseptisch, schmerzlindernd und desinfizierend.

Das dünnflüssige, klare Öl wird in vielen schmerzstillenden Arzneimitteln angewandt, und sein Duft ist wohl jedem durch eine Zahnarztbehandlung bekannt. In der Naturkosmetik behandelt man damit Warzen, Hornhäute, eitrige Wunden und Insektenstiche. Da es leicht ätzt, sollte es immer gering dosiert werden, auch z. B. im After-Shave, wo es mit den holzigen Düften gut harmoniert und kleine Rasierwunden desinfiziert.

# Neroli oder Orangenblütenöl
## (Citrus aurantium, bigardia)

Eines der schönsten Blütenöle wird aus den sich gerade öffnenden Blüten des Bitterorangenbaumes gewonnen. Der Baum liefert uns auch noch das Petitgrainöl, mit dem wir uns später beschäftigen werden. Er wächst in Südfrankreich, Marokko, Algerien und Ägypten. Den Namen erhielt das Öl durch eine italienische Prinzessin, die es als Lieblingsparfüm benutzte. Das dickflüssige bräunliche Öl duftet würzig, süß und gleichzeitig bitter. Sein Duft ist sehr intensiv und lang anhaltend. Dieses Öl kann man in sehr geringen Mengen im Parfüm benutzen, was seine Wirkung aber nicht beeinträchtigt. Es enthält als wichtigste Substanzen Geraniol, Linalol, Nerol, Indol und Jasmon.

Es ist zytophylaktisch, hautglättend, hautpflegend, schmerzlindernd (Hautschmerzen) und reizt die Haut nicht. Neroli eignet sich besonders für trockene und alternde Haut, weshalb man ihm einen allgemein verjüngenden Effekt zuschreibt. Hier scheint diese Blüte ihre Schönheit und Frische auf die Haut zu übertragen. Da das Öl die Zellerneuerung anregt, können Sie es sehr gut als Zusatz in Heilölen für die Wundbehandlung einsetzen, z. B. bei Aknewunden und zur Vernarbung von geschlossenen, tiefen Schnittwunden. Sein beruhigender und zugleich aphrodisischer Duft verleiht dem Badezusatz oder Parfüm eine interessante Note. Das Öl ist nicht billig, 5 Milliliter kosten etwa 30 DM, aber diese Kostbarkeit gehört in jede Sammlung ätherischer Öle.

*Orangenblütenwasser* ist dem Neroli sehr verwandt, da es von den Blüten desselben Baumes gewonnen wird. Das aromatische Wasser ist adstringierend und – einem Gesichtswasser oder einer Creme beigegeben – gut für trockene, empfindliche Haut. Man kann das Wasser und das Öl natürlich hervorragend zu einem harmonischen Duft in der Kosmetik verbinden.

### Niaouli
(Melaleuca viridifolia)

Niaouli (Niauli) wird durch Destillation aus den Blättern und Zweigspitzen des in Asien und Australien heimischen Baumes gewonnen. Es ist ein dünnflüssiges, klares Öl, das Cineol, Eukalyptol und Terpentin enthält.

Es wird vorzugsweise als Heil- und Reinigungsöl verwendet, denn es ist stark antiseptisch und antibakteriell, weshalb man es bei Akne, Entzündungen, kleinen Verletzungen und leichten Verbrennungen anwenden kann. Es ist hautklärend bzw. -reinigend und regt die Zellregeneration an. Sein Duft ist eukalyptusartig, frisch und würzig.

### Orange, süß
(Citrus aurantium)

In der Naturkosmetik verwenden wir nur das süße Orangenöl des im Mittelmeerraum, in Südafrika, Brasilien und den USA kultivierten Baumes. Es gibt auch das bittere Orangenöl des Bitterorangenbaumes, der uns Neroli und Petitgrain liefert. Das süße Orangenöl wird durch Kaltpressung der frischen, unbehandelten Fruchtschale gewonnen. Es enthält Citral, Citronellol und Limonen.

Es ist leicht adstringierend und wird für die allgemeine Hautpflege – speziell gegen fette Haut bei Akne –, bei Zellulitis und wegen seines angenehmen Geschmacks und Duftes bei Mundgeruch genommen.

Einige Tropfen Orange im Gesichtswasser wirken sehr erfrischend und belebend auf der Haut. Für ein pflegendes Kinderbad oder Kinderöl ist es ideal. Orangenöl erhöht die Lichtempfindlichkeit der Haut bei UV-Strahlung (siehe dazu den Hinweis bei Bergamotte). Es hat einen sehr erfrischenden, süßen, leicht herben Duft, der das Sommerbad zu einem Genuß macht, besonders wenn man es mit Zitrone und Bergamotte mischt. Orange sollte aber gering dosiert werden, denn es reizt die Haut.

## Patschuli
(Pogostemon cablin)

Dieses aphrodisische Öl wird durch Destillation aus getrockneten und fermentierten Blättern eines in Indonesien, China und auf Madagaskar wachsenden Strauches gewonnen. Es ist dunkelgelb bis braun und dickflüssig. Es enthält Eugenol, Patchoulol und Patchoulene, welches dem Azulen sehr ähnlich ist.
Es ist entzündungshemmend, tonisierend, antiseptisch, pilztötend und regt die Zellregeneration an. Damit empfiehlt sich das Öl für die Pflege der alternden Haut, bei Akne, wäßriger, rauher, rissiger und schorfiger Haut, zur Haarpflege bei Schuppen und zur Behandlung von Wunden, Hautpilz und Ekzemen. Patschuli duftet schwer, balsamisch-süß, holzig, waldig, erdig und ist eine gute Basisnote für schweres Parfüm, das wochenlang in den Kleidern haftenbleibt.

## Petersilie
(Petroselinum sativum, hortense)

Aus dem ganzen Kraut und dem Samen unseres Küchengewürzes wird das dickflüssige und helle bis grüngelbliche Öl durch Destillation gewonnen.
Es wirkt reinigend, tonisierend, leicht stimulierend und gefäßverengend. Letztere Eigenschaft kann man zur Behandlung der »roten Äderchen« nutzen, die eine Folge gebrochener Kapillargefäße sind. Das Öl verhindert eine Ausweitung der Äderchen und kann diese möglicherweise nach langer Behandlung so sehr schrumpfen lassen, daß sie nicht mehr sichtbar sind. In der

Naturkosmetik wird es außerdem bei fetter, unreiner und müder Haut sowie Zellulitis genommen. Sein Duft ist der typische, würzige Duft des Küchenkrauts.

### *Petitgrain*
(Citrus aurantium)

Das Öl wird aus den Blättern des Bitterorangenbaumes (siehe auch Neroli) durch Destillation gewonnen. Damit hat es eine ähnliche chemische Zusammensetzung, duftet ähnlich wie Neroli, aber mit einer leichteren Note.

· Es ist zwar leicht desodorierend, wird aber hauptsächlich wegen seines erfrischenden, blumig-süßen Duftes in der Naturkosmetik eingesetzt, z. B. in Haarwässern (mit Rosmarin), aromatischen Bädern, Körperölen und in einem frischen, blumigen Parfüm. Petitgrain ist preiswerter als Neroliöl, hat aber nicht seine starke zytophylaktische Wirkung, und Sie sollten es daher nur wegen seines Duftes dem teureren Neroli vorziehen.

### *Pfefferminz*
(Mentha piperita)

Dieses Kraut wächst mittlerweile auf der ganzen Erde und ist wohl jedem bekannt. Aus dem Kraut wird durch Destillation das dünnflüssige und klare Öl gewonnen. Es enthält Menthol, Limonen, Menthen, Menthon und Phellandren. Menthol sorgt bekanntlich für freies Atmen.

In der Aromakosmetik nutzt man das Pfefferminzöl für die Hautreinigung, da es leicht antiseptisch, entzündungshemmend und tonisierend ist. Es reinigt verstopfte Haut und Poren und belebt, z. B. durch ein Gesichtsdampfbad, die Haut. Pfefferminz-öl eignet sich vor allem zur Behandlung von fetter Haut, Akne, Pickeln und Mitessern. Bei Pickeln kann man es auch unverdünnt auftragen. Weitere Anwendungsbereiche sind Hautjukken, Hautentzündungen und Schuppen. Es wirkt allgemein erfrischend und stimuliert als Zusatz im Shampoo die Kopfhaut. Bei der Dosierung dieses Öls muß man etwas vorsichtig sein, da es die Haut leicht irritiert; deshalb sollte man beim aromatischen Bad höchstens 3–4 Tropfen verwenden und auch bei Körper- und Gesichtsölen sparsam damit umgehen. Im Bad spürt man einen Heiß-kalt-Effekt, d. h., heißes Wasser wird als kalt empfunden. Das ist eine angenehme Wirkung nach einem Sonnenbrand. Zu empfehlen ist ein Heilbad mit 6 Anteilen Lavendel und 4 Anteilen Pfefferminz. Am besten probiert man das Öl erst einmal an der Unterseite der Arme aus, denn da ist man mindestens ebenso empfindlich wie im Gesicht. Sein Duft ist frisch.

## *Rose*

(Rosa damascena, otto, gallica, centifolia, alba)

Als Königin der Blumen ist die Rose auch die Königin oder die Mutter der Düfte. Seit Jahrtausenden wird das Öl der Rose von allen Völkern der alten Welt, des Orients und Indiens als Kosmetik, Heilmittel und Parfüm geschätzt. Dieses aphrodisische, absolute Venusöl wird durch Extraktion aus den verschiedenen Typen ebengenannter Rosenblüten gewonnen. Es ist rotbraun bis grünorange und dickflüssig. Wenn es aus der Rose »Otto« (oder auch »attar«) gewonnen wurde, ist es bei Zimmertemperatur pastös bis fest. Bei der Bulgarischen und Damaszener Rose wird auch das Verfahren der Wasserdampfdestillation angewandt. Das dabei verwendete Wasser ist nach der Destillation reines Rosenwasser.

Das ätherische Öl enthält Geraniol, Citronellol, Nerol und Eugenol. Das Öl ist adstringierend, tonisierend, antiseptisch, blutstillend, entzündungshemmend und zytophylaktisch. Man wendet es besonders bei trockener, empfindlicher und alternder Haut an, jedoch wird man es zu Recht in fast jedem Rezept für jeden Hauttyp finden. Es soll auch bei geplatzten Äderchen und gebrochenen Kapillargefäßen wirken, wenn man sie länger mit verdünntem Rosenöl behandelt. Es ist ein sehr wertvolles, zellregenerierendes Pflegeöl, das in jede Sammlung gehört, auch wenn es teuer – 1 Milliliter (= 20 Tropfen) kostet 30–50 DM – ist. Bei der Herstellung des eigenen Parfüms ist Rosenduft so etwas wie die »Basis« aller rosigen, blumigen und aphrodisischen Düfte.

*Mairose* wird aus der Rose Rosa centifolia hergestellt und in der Aromakosmetik wegen seines Duftes als Element eines Parfüms genutzt. Das Öl wird selten angeboten; falls doch, dann ist es wesentlich preiswerter als das Öl der Rose »Otto« oder der Damaszener Rose.

Das ebenfalls aus Rosenblüten durch die Herstellung des Rosenöls gewonnene *Rosenwasser* ist ein preiswerter »Ersatz«, denn es wirkt tonisierend, antiseptisch, adstringierend und beruhigt die entzündliche Haut; man kann es jedem Rezept zufügen, und es empfiehlt sich natürlich auch pur als Gesichtswasser für alle Hauttypen.


## Rosenholz

(Aniba rosaedora)

Dieses Öl wird aus dem Holz eines brasilianischen Baumes durch Destillation gewonnen und hat eigentlich nichts mit der Blume Rose gemein. Aber es duftet leicht rosenartig, blumig und würzig-süß, so daß man in Parfümmischungen oder Lotions und Seifen stellvertretend das billigere Rosenholz nimmt.

Das Rosenholzöl ist antibakteriell, leicht tonisierend und wirkt mild. Es macht die Haut glatt und geschmeidig und eignet sich für jeden Hauttyp. In Körperölen wirkt es desodorierend; sogar Bindegewebsschwäche wurde schon mit Rosenholzöl erfolgreich behandelt. Es wird auch zur Pflege dunkler Haare angewendet.

## Rosmarin
(Rosmarinus officinalis)

Das ätherische Öl unseres Küchenkrauts wird aus dem ganzen, blühenden Kraut durch Destillation gewonnen. Es ist dünnflüssig und klar. Die Geschichte der kosmetischen und medizinischen Anwendung des Rosmarins führt uns bis zu den Griechen der Antike zurück. Das Öl enthält Borneol, Lineol, Kamphen, Pinen, Saponin und Kampfer.

Es wird immer dann angewendet, wenn etwas nicht mehr oder nicht mehr ganz funktioniert, z. B. bei Haarverlust, dünnen Haaren, Farbverlust des Haares (aber erwarten Sie keine dramatische Farbveränderung, dafür gibt es Henna!), Schuppen und Zellulitis. Das adstringierende und antiseptische Rosmarinöl wirkt anregend auf die Durchblutung des Gewebes, den Stoffwechsel der Haut und die Lymphdrainage. Es wirkt sehr gut im Gesichtswasser, in der Reinigungscreme, im Körpertoner, Haarshampoo, in der Haarspülung und im aromatischen Bad. Ein wärmendes, anregendes Rosmarinbad ist etwas für den Morgen zum Aufwachen oder den Abend, wenn man die Nacht zum Tage machen will. Sein Duft ist waldig, kräuterartig, lavendelähnlich. Für die ungeübte Nase ist es oft eine Überraschung, wie unterschiedlich das Kraut und das Öl riechen.

## Salbei
(Salvia officinalis)

Das Salbeiöl wird aus dem ganzen Kraut gewonnen, das im südeuropäischen, besonders jugoslawischen und griechischen, Raum wächst. Bei den Griechen und Römern galt Salbei als Volksmedizin. Die Römer gaben ihm auch den Namen »herba sacra«, heiliges Kraut. Ein anderes Salbeiöl wird aus dem Kraut Salvia lavandulaefolia gewonnen, das überall im Mittelmeerraum wild wächst. Beide ätherischen Öle unterscheiden sich in ihrer chemischen Zusammensetzung, wir wollen uns hier nur mit dem dalmatinischen Salbeiöl beschäftigen. Insgesamt gibt es etwa 450 verschiedene Salbei-Arten auf unserer Erde.

Es wirkt antiseptisch, schweißreduzierend bei übermäßigem Schwitzen und regt die Durchblutung an. Salbeiöl enthält einen östrogenen Wirkstoff, Gerbsäure, Borneol, Salviol, Cineol, Salven und Thujon. Der östrogene Wirkstoff strafft die Haut; deshalb ist das Öl für die alternde Haut und Falten ideal. Wegen seiner starken Wirkung sollte es aber sparsam und gezielt eingesetzt werden. In Haarshampoos und Haarölen dient Salbeiöl der Beseitigung von Funktionsstörungen. Auch bei Infektionen und Wundheilung hat es sich als wirksam erwiesen. Sein Duft ist stark, würzig, kräuter- und kampferartig. Um einer Reizung der Haut und einer leicht toxischen Wirkung der im Öl enthaltenen Thujone vorzubeugen, kann man das mildere Muskatellersalbeiöl vorziehen.

## Sandelholz

(Santalum album, citrinum, spicatum)

Das Öl des Sandelholzbaumes aus Südostasien ist ein altes indisches Parfüm und Medizin zugleich. Es ist dickflüssig und bräunlich bis gelb. Es enthält u. a. Santanol, Fusanol und Santalsäure. Das Öl ist antiseptisch, leicht adstringierend, hautberuhigend, hautpflegend, zytophylaktisch und aphrodisierend. Es kann für die Pflege aller Hauttypen, speziell der rauhen, entzündlichen, fetten und trockenen Haut (hier sind warme Kompressen ganz besonders wirksam), angewendet werden; auch bei Hautjucken und Akne hat es sich bewährt. In Haarölen, Shampoos und Haarspülungen pflegt es das dunkle Haar und gibt ihm einen seidigen Glanz. Sein süßer, warmer, holzig-balsamischer Duft findet sich in vielen klassischen, orientalischen und erogenen Parfüms (»Shalimar«). Er paßt gut in die Herrenkosmetik, z. B. in die After-Shave-Lotion, Creme oder ins Gesichtswasser. Es ist mein bevorzugter Basisduft für mein Gesichtsöl.

## Tea-Tree
(Melaleuca alternifolia)

Dieses Heilöl wird aus den Blättern und jungen Zweigen des vor allem in Australien wachsenden Baumes mittels Destillation gewonnen. Seine chemische Zusammensetzung ist der des Eukalyptus- und Rosmarinöls ähnlich, aber das gelbliche, dünnflüssige Öl ist in den letzten Jahren aufgrund vieler Untersuchungen als ein besonders desinfizierendes, pilztötendes, bakterienfeindliches und virushemmendes Öl in der ganzen Welt bekannt geworden.

Es wirkt gegen alle Pilzinfektionen (Haut- und Fußpilz), bei allen Entzündungen, auch Nagelbettentzündungen, bei Herpes-Bläschen, Warzen, kalten Abszessen, Akne (hier als Hautreiniger und Akne-Hautöl mit Jojoba) und Pickeln (pur auftragen). Zur Haarpflege wird das Öl in Shampoos und Spülungen angewandt. Es regt die Funktionen der Kopfhaut an und hat einen reinigenden, klärenden Effekt. Vorbeugend kann man sich Tea-Tree-Fußöl (ein Wasserlösung tut es auch) zubereiten, wenn man ein öffentliches Schwimmbad besucht hat. Damit hat der Fußpilz keine Chance. In Heilbädern ist es vorsichtig zu dosieren, da es die empfindliche Haut leicht irritiert. Es ist absolut nichttoxisch. Sein Duft ist frisch und kampferartig.

## Thymian
(Thymus vulgaris)

Das klare, dünnflüssige ätherische Öl des seit Jahrtausenden im Mittelmeerraum als Volksmedizin bekannten Thymians wird durch Destillation des ganzen, blühenden Krauts gewonnen. Von diesem Öl gibt es viele verschiedene Arten und Chemotypen. Chemotypen sind Öle, die zwar rein und natürlich, aber chemisch verändert sind: Den Ölen werden eine oder mehrere Substanzen entzogen, um sie jeweils allein als ätherisches Öl verwenden zu können. Alle Thymianöle enthalten Thymol, Carvacol und Terpene.

Thymianöl ist ein weiteres Heil- und Pflegeöl mit stark antiseptischen, antibakteriellen, durchblutungs- und stoffwechselfördernden, blutdrucksteigernden und infektionshemmenden Wirkungen. Diese nutzt die Naturkosmetik für die Behandlung verstopfter, fetter und verletzter Haut und die Heilung von Wunden und Infektionen, da Thymianöl die Bildung weißer Blutkörperchen anregt. Man nimmt es bei Bedarf in Gurgellösungen und Mundwässern, aber auch in Zahnpasten zur Zahn- und Zahnfleischpflege. Seine belebende Wirkung auf die Kopfhaut machen sich Shampoos, Haaröle, Haarkuren, Spülungen und Wässer gegen Haarausfall zunutze. Das Thymianöl wirkt auf die Haut indirekt, indem es die Nebennierenrinde ausgleichend beeinflußt. Störungen der Nebennierenrinde wirken sich auf das Östrogen aus, welches für den Tonus von Haut und Muskeln (glatte, straffe Haut) verantwortlich ist. Der Duft des Thymians ist kräuterartig und süßlich.

## Wacholder
(Juniperus communis)

Der Wacholderbusch wächst in ganz Europa, und man gewinnt sein dünnflüssiges, klares Öl durch Destillation seiner Beeren. Deswegen wird das Öl auch Wacholderbeeröl genannt.

Es wirkt blutreinigend, stoffwechselfördernd, antiseptisch, entgiftend, tonisierend, adstringierend, antibakteriell, gewebeverengend, infektionshemmend. Wacholderöl eignet sich besonders zur Reinigung der Haut in aromatischen Wässern oder Reinigungsölen und zur Pflege fetter, wäßriger oder verstopfter Haut. Nach einer Behandlung mit Wacholderöl als Zusatz in einem Gesichtsreiniger oder einem Gesichtsdampfbad hat man eine straffe, gut durchblutete Haut. Weitere Anwendungsbereiche sind: Zahnpflege, Wundreinigung, die Behandlung von Akne, Schuppenflechte, Dermatitis und Entzündungen. Das Öl entwässert und kommt deshalb auch in Zellulitis-Rezepten vor. Sein Duft ist kräftig, kräuterartig, leicht fichtennadelartig, der typische Gin-Duft.

## Weihrauch
(Boswellia carterii)

Das Öl des Weihrauchbaumes, der in Arabien wild wächst, wird aus dem Harz destilliert. Es handelt sich wiederum um ein Öl, das seit Jahrtausenden von den arabischen Völkern genutzt wird. In Ägypten wurde es zu den Zeiten der Pharaonen bereits für die Hautpflege und die Leichenkonservierung verwendet. Was die Körper der Pharaonen so gut erhielt, nutzt die moderne Naturkosmetik für die Pflege der alternden Haut.

Das dünnflüssige, klare bis gelbliche Öl ist adstringierend, zytophylaktisch und äußerst hautpflegend. Man benutzt es nicht nur gezielt für die alternde Haut und Falten, sondern auch für rauhe, spröde Haut, die Handpflege und die Wundheilung. Das warme, balsamische Öl hat den typischen zitronenartig-koniferen Weihrauchduft. Es eignet sich für herbe Parfüms und ebenso für frische, zitronenartige Mischungen. Es paßt sehr gut zu Myrrhe, wenn man ein Gesichtsöl für die alternde Haut zubereiten will. Sein Duft harmoniert gut mit Holzdüften. Die unter den Namen *Frankincense* oder *Olibanum* angebotenen Öle sind mit dem Weihrauchöl identisch.

## Ylang Ylang
(Canaga odorata)

Dieses köstliche Öl wird durch Destillation der Blüten eines Baumes gewonnen, der auf den Komoren und Madagaskar heimisch ist. Es ist ein mittelflüssiges, gelblichgrünes Öl, das Eugenol, Geraniol, Linalol, Safrol und Ylanol enthält.

Man benutzt es in der Naturkosmetik zur Pflege der trockenen und fetten Haut, da es die Talgproduktion ausgleichend beeinflußt. Es eignet für alle Hauttypen, denn es ist ein tonisierendes Blütenöl. Der Duft ist aphrodisisch, jasminartig, schwer, süß und sehr intensiv, so daß man das Öl nur gering dosiert in der Kosmetik und im aromatischen Bad nutzen kann. Ylang Ylang gibt vielen Duftkompositionen eine blumige Wärme.

## Ysop
(Hyssopus officinalis)

Ysop ist ein antiseptisches Heilöl, das aus den Stengeln und Blüten eines in Mittelmeerraum wild wachsenden Krautes gewonnen wird. Es enthält Hysopin, Saponin und Thujon.
Man kann es zur Behandlung von Hautkrankheiten, Ekzemen, Entzündungen, Blutergüssen (hier als warme Kompresse) und Stoßverletzungen (hier eiskalte Kompresse) nehmen. Sein Duft ist süß, würzig, holzig und kampferartig.

## Zeder
(Cedrus atlantica, Juniperus virginiana,
Juniperus mexicana)

Das Zedernöl wird durch Destillation aus den Holzabfällen und dem Sägemehl der Zeder gewonnen. Diesen Baum findet man in Nordafrika, im Nahen Osten und in den USA. Das Öl ist dünnflüssig und klar. Es enthält Borneol, Limonen, Kampfer und Thujon.
Es ist ein allgemein hautpflegendes, antiseptisches, adstringierendes, entwässerndes und beruhigendes Öl. In der Naturkosmetik verwendet man Zedernöl zur Haarpflege, besonders des fettigen Haares, bei Schuppen, Schuppenflechte, fetter Haut und zur Behandlung von Akne, Entzündungen, Ausschlag, Ekzemen,

Dermatitis und Hautjucken. Es reizt die Haut sanft. Zedernöl wird wegen seines leicht holzigen, süß-säuerlichen und lederartigen Duftes vielfach in der Herrenkosmetik und in entsprechenden Parfüms eingesetzt. Wegen seiner hautberuhigenden Eigenschaft findet man es oft in After-Shaves. Es dient auch als Insektenschutz.

## Zitrone

(Citrus limonum)

Das Zitronenöl wird durch Kaltpressung der unbehandelten, reifen Fruchtschale gewonnen. Es ist dünnflüssig, klar und enthält Citral, Citronellol, Linalol, Terpene u. a.

Das ätherische Öl ist adstringierend, antibakteriell, antiseptisch, hautreinigend, hautpflegend, wundheilend, leicht zytophylaktisch und blutstillend. Da es Citronellol enthält, wirkt es leicht hautreizend, besonders bei empfindlicher Haut. Man verwendet es bei fetter, verstopfter Haut und zur Behandlung von Akne. Das Öl reduziert die Talgproduktion, klärt und strafft die Haut. Letzteres kommt auch schlaffer, müder und alternder Haut zugute. Graue, fahle Gesichtshaut wird durch Zitrone leicht aufgefrischt, da es die Hautfunktionen anregt. Zitrone bleicht leicht und kann deshalb zur Behandlung von Sommersprossen (aber nur verdünnt) genommen werden. Es hat sich auch bei der Behandlung brüchiger Fingernägel und der Handpflege bewährt. Weitere Anwendungsbereiche sind: die Pflege blonder Haare, Juckreiz, Flechten, Schorf, Wunden (Zitrone regt die Bildung weißer Blutkörperchen an), Warzen, Furunkel, Frostbeulen, Insektenstiche, Nasenbluten und Zahnfleischbluten. Zitronenöl erhöht die Lichtempfindlichkeit der Haut und findet sich daher in Bräunungsmitteln (beachten Sie den Hinweis bei Bergamotte). Das Öl hat den typischen frischen, spritzigen Zitronenduft.

# Zypresse
(Cupressus sempervirens)

Der immergrüne Baum wächst im ganzen Mittelmeerraum und ist ein Wahrzeichen Südfrankreichs. Aus seinen Blättern, Zweigen und Zapfen wird durch Destillation ein dünnflüssiges, klares Öl gewonnen. Es wirkt hautglättend, adstringierend, desodorierend, gefäßverengend, blutstillend und hautstraffend. Bei Frauen beeinflußt es die Sexualhormone. Es reduziert die Schweißabsonderung, weshalb man mit Zypressenöl in Fußbädern oder einer speziellen Lotion Schweißfüße erfolgreich behandeln kann. Das Öl eignet sich ebenso zur Pflege der fetten, wäßrigen, schlaffen, müden und verstopften Haut und zur Behandlung von Krampfadern (siehe S. 144). Zypressenöl ist insektenfeindlich und duftet frisch, limonen-fichtenartig und würzig – ein angenehmer Duft für ein Pflegebad. Es ist ein wichtiger Duft für Herrenkosmetik und -parfüm.

# Zwiebel
(Allium cepa)

Das aus der bekannten Zwiebelknolle gewonnene helle ätherische Öl dient der Heilung. Außerdem pflegt es die Haut, aber wer wird sich schon ein Zwiebel-Körperöl oder eine Gesichtscreme mit Zwiebel machen? Es hat eben den typischen, intensiven Zwiebelduft.
Es soll aber erwähnt werden, weil es stark antiseptisch, antibakteriell und entzündungshemmend ist. Man kann es bei Hautentzündungen, Abszessen, Warzen, Frostbeulen, Geschwüren, Brandwunden und zur Pflege der rissigen Haut verwenden. Es bleicht die Haut und eignet sich in verdünnter Form zur Behandlung von Sommersprossen.

Im folgenden finden Sie eine Zusammenfassung der verschiedenen Wirkungen der ätherischen Öle und ihrer Düfte in tabellarischer Übersicht:

| | adstringierend | antibakteriell | antiseptisch | aphrodisierend | bakteriostatisch | desinfizierend | desodorierend | entspannend | entwässernd | hautbräunend | hautheilend | hautirritierend | hautrötend | hautschützend | hauttonisierend | hormonartig | insektenfeindlich | stimulierend | wundheilend | zytophylaktisch |
|---|---|---|---|---|---|---|---|---|---|---|---|---|---|---|---|---|---|---|---|---|
| Angelikawurzel | | • | • | • | | | | | | | | | | | | | | | | |
| Basilikum | | | | | | | | | | | | • | | | | | | • | | |
| Benzoe | | | | | | • | | | | | • | | | | | | | | | |
| Bergamotte | • | | | | | • | • | • | | • | • | | | | | | | | • | |
| Cajeput | | | | | | | | | | | • | | | | | | | | | |
| Citronella | | | | | | | | | | | | | | | | | • | | | |
| Eukalyptus | | • | • | | | • | • | • | | | • | • | | | | | • | • | • | |
| Fenchel | | | | | | | | • | | | | | | | | • | | | | |
| Fichte | | • | • | • | • | | • | | | | | | | | | | | | | |
| Geranie | • | | | | | | | • | | | • | | | • | | • | | | | |
| Immortelle | • | | | | | | | | | | • | | | | | | | | | |
| Jasmin | | | | • | | | | • | | | • | | | • | | | | | | |
| Kamille, Blaue | | | | | | | | | | | • | | | | | | | | • | |
| Kamille, Römische | | | | | | | | • | | | • | | | | | | | | • | |
| Kampfer | | | | | | | | • | | | | | • | • | | | | • | • | |
| Karottensamen | | | | | | | | | | | | | | | • | | | | | |
| Knoblauch | | • | • | • | | | | | | | | | | | | | | | | |
| Lavendel | | • | • | | | • | • | • | • | | • | | | | | | | • | • | • |
| Lemongras | | | | | | | | | | | | • | | | | | | • | | |
| Melisse | | | | | | | | • | | | | • | | | | | | | | |
| Muskatellersalbei | | | • | | | • | | | | | • | | | | | • | | • | | |
| Myrrhe | • | | | | | | | • | | | • | | | | | | | | • | • |
| Myrte | • | • | • | | • | | | | | | | | | | | | | | | |
| Nelke | | • | • | | | • | • | | | | | | | | | | | • | • | |
| Neroli | | | | • | | | | • | • | | | | | | | | | | | • |
| Niaouli | | • | • | | | • | • | | | | • | | | | | | | | | |
| Orange | • | | | | | | | • | | • | | | | | | | | | | |
| Patschuli | | | | • | | | | • | | | • | | | | | • | | | | • |
| Petitgrain | | | | | | | • | | | | | | | | | | | | | |
| Petersilie | | | • | • | | | | | | | | | | | | | | | | |

83

| | adstringierend | antibakteriell | antiseptisch | aphrodisierend | bakteriostatisch | desinfizierend | desodorierend | entspannend | entwässernd | hautbräunend | hautheilend | hautirritierend | hautrötend | hautschützend | hauttonisierend | hormonartig | insektenfeindlich | stimulierend | wundheilend | zytophylaktisch |
|---|---|---|---|---|---|---|---|---|---|---|---|---|---|---|---|---|---|---|---|---|
| Pfefferminz | | | | | | | | | | | ● | ● | | | | ● | | ● | ● | |
| Rose | ● | | | ● | | | | ● | | | ● | | | | | | | | | ● |
| Rosenholz | | ● | ● | | ● | | | ● | | | | | | | | | | | | |
| Rosmarin | ● | | | | | | | | | | | | | | | | | ● | ● | |
| Salbei | ● | | | | | ● | | | | | | | | | | ● | | ● | ● | |
| Sandelholz | ● | | | ● | | | | ● | | | ● | | | | | | | | | ● |
| Tea-Tree | | ● | ● | | ● | ● | | | | | ● | | | | | | | | | |
| Thymian | | ● | ● | | ● | ● | | | | | | | | ● | | | | ● | ● | |
| Wacholder | ● | ● | ● | ● | ● | ● | | | ● | | ● | | ● | | ● | | | ● | ● | |
| Weihrauch | ● | | | | | | | ● | | | | | | | | | | | ● | ● |
| Ylang Ylang | | | | ● | | | | ● | | | | | | | | | | | | |
| Ysop | | ● | ● | | ● | | | | | | ● | | | | | | | | ● | |
| Zeder | ● | | | | | | | ● | | | ● | | | | | | ● | | | |
| Zitrone | ● | ● | ● | | | | | | | | ● | | ● | ● | | ● | | | | ● |
| Zypresse | ● | | | | | | ● | | ● | | | | | | | | ● | | | |
| Zwiebel | | ● | ● | ● | ● | | | | | | | | | | | | | | | |

# Qualität und Preis

Die Beachtung der Qualität eines ätherischen Öls ist wichtig, da wir ein natürliches, reines Produkt zur Körperpflege und Heilung der Haut anwenden sollen. Nur *reine und natürliche* Öle können die Wirkungen im menschlichen Körper auslösen, die man von den Mitteln erwartet. Neben den reinen Ölen finden Sie im Laden leider auch gestreckte, synthetische oder falsche Öle. Die gestreckten sind mit einem pflanzlichen Öl, z. B. Olivenöl, gemischt, die synthetischen sind im Labor entstanden und haben niemals eine Pflanze gesehen, und die falschen sind aus Mischungen ähnlich duftender Essenzen entstanden. Schließlich gibt es noch Parfümöle, für die meist ähnliches gilt; auch sie sollten nicht verwendet werden. Gründe für die Panscherei mit den Ölen sind Profitstreben und Desinteresse der Hersteller an einem sauberen, naturreinen Produkt; begünstigt wird der Mißstand durch mangelhafte Kenntnis oder kritiklose Konsumhaltung des Käufers.

Synthetische Öle werden hauptsächlich für die Industrie hergestellt. Sie braucht große Mengen zu einem niedrigen Preis, um Parfüms und Kosmetika preiswert herstellen zu können. Auch bei Lebensmitteln, Konsumgütern, Wasch- und Putzmitteln werden synthetische Duftstoffe verwendet, um ihnen einen ansprechenden Duft zu geben. Wenn die Industrie natürliche Essenzen verwenden würde, blieben bei dem hohen Verbrauch von Duftstoffen in der Industrie keine ätherischen Öle für die Aromakosmetik mehr übrig, deren Preis erschwinglich ist.

Die Qualitätsunterschiede spiegeln sich im Preis wider. Ein reines, natürliches Öl, möglichst von Pflanzen aus kontrolliert biologischem Anbau oder Anbaugebieten mit geringer Schadstoffbelastung, ist teurer als sein synthetisches oder gestrecktes Gegenstück im Regal des Ladens. Mit den synthetischen Ölen kann man keine Naturkosmetik herstellen, da sie keine Lebenskraft haben. Sie wirken nach meiner Erfahrung nicht über den Geruchssinn wie ein reines Öl. Die gestreckten oder gemischten Öle haben zwar Lebenskraft, aber ihre Substanzen sind verändert und somit ihre Wirkungen nicht voraussagbar.

**Hier einige Test-Möglichkeiten:**

1. Fühlen Sie das Öl zwischen zwei Fingern. Ist es ölig oder fettig, dann ist es wahrscheinlich mit Oliven- oder Mandelöl verlängert. Wenn das ätherische Öl auf dem Badewasser schwimmt, dann ist es echt, denn es löst sich nicht in Wasser auf.
2. Geben Sie einen Tropfen ätherisches Öl auf ein Blatt Papier. Bleibt nach dem Verdunsten ein öliger Fleck, dann handelt es sich um ein gestrecktes Öl.
3. Geben Sie einen Tropfen ätherisches Öl in ein Glas Wasser. Löst sich das Öl auf und hinterläßt es sogar eine milchige Spur, dann haben Sie ein synthetisches Öl mit Emulgatoren. Emulgatoren wie Tween 80 machen Öle wasserlöslich. Tween 80 wird deshalb bei der Herstellung von Badeölen verwendet.
4. Wenn das Öl nach Alkohol duftet, dann ist es mit Äthylalkohol verlängert. Diesen Geruch finden Sie bei den meisten Schnäpsen.

Den Unterschied finden Sie auch durch den Preis heraus. Um sich mit den Preisen der reinen, natürlichen Öle bekannt zu machen, finden Sie im Anhang auf S. 268 eine Übersicht mit Durchschnittspreisen. Mit einiger Übung werden Sie Ihren Geruchssinn sicher bald geschärft haben und herausriechen, welches Öl rein ist. Glücklicherweise gibt es auch Hersteller, welche die Reinheit ihrer Produkte garantieren und damit die Suche und Wahl erleichtern. Prüfen Sie also die angebotenen Öle im Laden kritisch, und vergleichen Sie deren Düfte und Preise!

# Drittes Kapitel:

## Die Grundsubstanzen

# Die Grundsubstanzen im einzelnen

Nach den ätherischen Ölen wenden wir uns jetzt den Trägersubstanzen der pflegenden und heilenden Öle zu, welche zur Herstellung von Cremes, Lotions, Tonern, Seifen, Shampoos usw. erforderlich sind.

## Agar-Agar

wird aus Meeresalgen gewonnen und ist als Pulver oder in Stangenform (meist in Asien-Läden) erhältlich. Wie Gelatine verdickt es Flüssigkeiten. Es läßt sich deshalb in allen Rezepten verwenden, wenn man etwas eindicken will.

## Alaun

wird aus Lavagestein gewonnen. Es wirkt leicht desinfizierend, stark adstringierend und löst sich in warmem Wasser auf. In der Aromakosmetik verwendet man es wegen seiner adstringierenden Eigenschaften.

## Aloe Vera

wird seit Jahrtausenden als Heilpflanze genutzt. Der älteste Hinweis auf Aloe Vera findet sich auf Papyrusrollen um 1500 v. Chr. In Java rieben sich die Frauen Aloe Vera in die Haare, um ihr Wachstum anzuregen. In Griechenland wurden die Wunden der Krieger Alexanders des Großen mit der Pflanze behandelt. Die Pflanze beinhaltet ein Gel, das sich in Verbindung mit Luft verflüssigt. Ihre Blätter sind mit einem Wachs gegen Flüssigkeitsverlust so gut geschützt, daß sie Monate ohne Feuchtigkeit in der Wüste überdauern kann. Bei Verletzungen, Brandwunden und Hautproblemen trennt man ein Blatt ab und bestreicht mit der austretenden Flüssigkeit die Stelle. Der Saft oder das Gel enthält wichtige Heilsubstanzen für die Haut, Steroide, organische Säuren (Aminosäuren), Enzyme und Polysaccharide. Aloe Vera hat heilende und regenerierende Eigenschaften. Sie eignet sich als vielseitiges Mittel für die Pflege der Haut und des Haares. Aloe Vera wirkt bei Akne, vorzeitig alternder Haut, Wundheilung, Verbrennungen, Zahnfleischerkrankungen, Seborrhöe, Haarausfall infolge Seborrhöe, Schuppen und Schädigung des Nervensystems. Aloe Vera sollte frisch und rein verwendet werden. Die Frische ist wichtig, da das Produkt nach sechs Wochen seine Wirksamkeit verliert. Die Reinheit ist wichtig, weil zugesetzte chemische Konservierungsstoffe, Farbstoffe, chemische Emulgatoren usw. die Wirksamkeit natürlicher Substanzen zerstören. Flüssiges oder gelartiges Aloe Vera kann man in Handwaschgels, Heilsalben, Packungen, Masken, Feuchtigkeitscremes oder -lotions, Shampoos, Haarconditionern und -spülungen verwenden. Auch Sonnenschutzmitteln wird Aloe Vera zugesetzt.

### Arnikaöl
(Arnica montana)

Das von der Blume der in Europa heimischen Pflanze durch Destillation gewonnene Öl oder die Tinktur ist hell bis gelblich. Seine Hauptbestandteile sind Linolsäure und Flavonide. Arnikatinkturen enthalten die Vitamine A, B, C und D.
Es ist hautpflegend, wundheilend und belebend. Arnika als Bestandteil von Massageölen nimmt man bei Zellulitis, da es den

Stoffwechsel der Haut und des Gewebes belebt. Muskelzerrungen und Verstauchungen können mit Arnikakompressen, Stoßverletzungen und Prellungen mit Arnikasalbe oder -öl behandelt werden. Hier beschleunigt Arnika die Auflösung der Blutansammlung im Gewebe. Seine hautpflegenden Eigenschaften empfehlen Arnika für rissige, rauhe und schuppige Haut. Schlechtheilende Wunden und Geschwüre können mit Arnika ebenfalls behandelt werden. Man sollte die Menge des Öls auf eine 0,5%ige Lösung beschränken. Sein Duft ist würzig, waldig und erdig.

## *Avocadoöl*

wird aus dem Fruchtfleisch eines in den tropischen Breitengraden – insbesondere Zentralamerika und Kalifornien – wachsenden Baumes gewonnen. Das Öl ähnelt dem Hautfett und verbindet sich schnell mit ihm. 1 Kilogramm Avocadoöl enthält etwa 20 000 IE Vitamin A, 40 000 IE Vitamin C, 300 IE Vitamin E, 2% Protein, 8% Kohlenhydrate und u. a. Aminosäure, Olein, Chlorophyll, Linalol, Linolsäure, Histidin.
Seine heilenden Eigenschaften regenerieren die parasitengeschädigte Haut, lindern Ekzeme und begünstigen Hautneubildung und Vernarbung. Es pflegt die schuppige und trockene Haut bzw. Kopfhaut, regt den Haarwuchs an, macht hartes Gewebe weich und geschmeidig. Avocadoöl nimmt man wegen seiner Gewebewirksamkeit in Massage- und Körperölen, wegen seiner Hautwirksamkeit in Gesichtsölen und Haarölen und aufgrund seiner ungesättigten Fettsäuren in Sonnenschutzölen (leichter UV-Filter). Die pürierte Frucht ist eine wertvolle Zutat von Masken und Packungen. Nach Möglichkeit sollten Sie nur kaltgepreßtes Öl verwenden.

## Bienenhonig

wendet man bei der Herstellung von Cremes, Lotions, Masken und in Pflegebädern an. Dabei nutzt man die Eigenschaften des leicht antiseptischen, bakterienhemmenden Bienenhonigs, um die Haut zu beruhigen, zu glätten, zu heilen und zu nähren. In Packungen und Masken dient er zudem als natürliches Bindemittel. In Haarwässern wirkt er als Haarfestiger. Bienenhonig enthält etwa 10 Enzyme, 1 Hormon (Acetylcholin), Inhibin (bakterienhemmend, ähnlich wie Antibiotika), Phosphate, Kalk, Magnesium, Kupfer, Mangan, Kalium, Eisen, Vitamin $B_2$, $B_6$ und C. Am besten nimmt man nur naturreinen, kaltgeschleuderten Bienenhonig, den mit der dunklen Farbe. Sie dürfen ihn nicht über 38 Grad erhitzen, sonst zerstören Sie seine Wirkstoffe.

## Bienenwachs

wird aus Bienenwaben hergestellt. Es gibt das gelbe, originale Bienenwachs und das weiße Bienenwachs, das durch Luft und Sonne gebleicht ist und Allergien auslösen kann. Es ist ein natürlicher Emulgator, der Cremes und Lotions geschmeidig oder, je nach Anteil, fest werden läßt. Zusammen mit Borax kann es stark ölhaltige Emulsionen binden und stabilisieren. Das gelbe Wachs gibt der Creme eine goldgelbe Farbe.

## Bolus alba

ist eine weiße, pulverförmige Tonmasse, die man in Masken anwenden kann. Sie entgiftet und strafft die Haut – ein wirksames Mittel bei unreiner Haut und Akne.

# Borax

ist ein weißes, natürliches Mineralpulver, welches das Wasser weicher und hautfreundlicher macht. Bei empfindlicher, fettiger und unreiner Haut bzw. fettigem Haar fügt man dem Wasser eine kleine Prise hinzu; man kann es auch der Kosmetik beimischen, z. B. in einer Körperlotion. Zusammen mit Bienenwachs kann man mit einer Prise Borax Cremes besser binden.

## Calendula oder Ringelblumenöl
### (Calendula officinalis)

Das Öl wird aus den goldgelben Blüten der in unseren europäischen Gärten blühenden Pflanze durch Extraktion gewonnen. Seine Konsistenz ist dickflüssig und seine Farbe gelblich. Es gibt eine afrikanische Verwandte der Ringelblume, deren Öl als »Tagete« angeboten und auch als Calendulaöl verkauft wird. Es ist aber nicht dasselbe Öl. Man erhält wertvolle Pflanzenöle als Calendulaöl-Extrakt.

Calendulaöl verwendet man bei rissiger, spröder, schuppiger Haut, zur allgemeinen Hautpflege und Hautheilung, zur Handpflege, Behandlung von Blutergüßen und Prellungen, wunden Brustwarzen stillender Mütter, Krampfadern und chronischen Geschwüren. Seine Heilkraft wird seit Jahrhunderten in Europa und Amerika in Heilsalben und Tinkturen genutzt. Calendula ist ein wertvolles Hautöl für den ganzen Körper. Sein Duft ist kräuterartig, stark und leicht bitter.

# Emulgatoren und Eindicker

Emulgatoren sind Substanzen, die Wasser und Öl bzw. Fett verbinden. Man braucht Emulgatoren, um Cremes, Salben und Lotions herzustellen. In der kommerziellen Fertigkosmetik werden meist chemisch hergestellte Emulgatoren verwendet, welche die Wirkungen der natürlichen Substanzen beeinträchtigen oder zerstören können. Zur Herstellung von Cremes in der Aromakosmetik bieten sich als natürliche Emulgatoren Bienenwachs (mit Borax), Jojobaöl (bei Temperaturen um 10 Grad), Kakaobutter, Glyzerin und Lanolin bzw. Lanolinanhydrit an. Wenn eine Creme weniger als 50% Fettanteile hat, benötigt man auf jeden Fall einen Emulgator. Das Eindicken von Flüssigkeiten wie Shampoos, Duschgels, Handwaschgels und Lotions gelingt mit Agar-Agar, Pektin (am besten), Lezithin und Glyzerin. Der natürlichste Emulgator ist immer noch »vor Gebrauch kräftig schütteln«.

# Erdnußöl

wird durch Pressung aus Erdnüssen gewonnen. Es zieht sehr gut in die Haut ein, ist reich an Vitamin E und ungesättigten Fettsäuren, wird kaum ranzig. Es wird aber selten in der Kosmetik eingesetzt.

# Essig

*Obst*essig ist ein preiswertes Schönheitsmittel. Er wird zur Spülung der Haare mit geeigneten ätherischen Ölen zur Entfernung von Kalkresten und Seifenrückständen genommen. Auch bei Schuppen hilft Obstessig. Im Bad reinigt er fettige, unreine

Haut; besonders gilt dies für die Gesichtshaut, wenn man Obstessig, reines Wasser und etwas Pfefferminz oder Wacholder mischt. Er empfiehlt sich auch in After-Shaves.
*Wein*essig hat dieselben Wirkungen und fördert außerdem die Durchblutung.

## Feuchtigkeitsmittel (Moisturizer)

verwendet man, um den Feuchtigkeits- oder Wasserverlust der Haut zu verringern. Ihre Wirkung ist kurzfristig. Deshalb sollten Moisturizer (Feuchtigkeitslotion oder -creme) am besten auf die noch feuchte Haut nach dem Bad oder der Dusche regelmäßig aufgetragen werden. Sie wirken nur auf die Hautoberfläche und schwemmen die Hornschicht auf. Dadurch wird die Haut weich und glatt. Am wirkungsvollsten sind pflanzliche Öle als Gesichts- oder Körperöle, Lanolin, Kakaobutter, Glyzerin sowie Cremes und Feuchtigkeitslotions mit hohem Ölanteil. Mineralöle werden oft und viel in der Fertigkosmetik eingesetzt. Sie sind aber kein organisches Mittel und lösen sich nicht im Hautfett auf, können also auch nicht einziehen.

## Glyzerin

wird auch »Ölsüß« genannt und ist ein farbloser Sirup. Man gewinnt es entweder synthetisch aus Alkohol oder natürlich aus pflanzlichen Ölen. Das natürliche Glyzerin wird seit Jahrhunderten genutzt, um kosmetische Mischungen zu binden, gleitfähig zu machen oder zu verdünnen. In der Industrie wird Glyzerin normalerweise zur Seifenherstellung verwendet. Es führt der Haut Feuchtigkeit zu und wirkt nur dort gut, wo Sie hohe Luftfeuchtigkeit haben und eigentlich keinen Moisturizer brauchen. Andererseits wird auch behauptet, daß es der Haut Feuchtigkeit entzieht und empfindliche Haut reizen kann.

## Haselnußöl

wird durch Pressung von Haselnüssen gewonnen. Es wird besonders in Sonnenölen bzw. Sonnenschutzölen angewendet; Sie sollten nur kaltgepreßtes Öl kaufen.

## Hamameliswasser

ist ein alkoholischer Auszug aus den Blättern, Blüten und der Rinde des Hamamelisbaumes. Es wird wegen seiner heilenden, tonisierenden, entzündungshemmenden und adstringierenden Eigenschaften bei der Kosmetikherstellung eingesetzt. Das reine Hamameliswasser ist ein gutes Hauttonikum für die alternde, müde, verstopfte, fette, unreine und entzündete Haut bzw. Kopfhaut; besonders empfiehlt es sich auch als After-Shave-Lotion.

## Hydrolate

Unter der Bezeichnung »Hydrolate« finden wir Blütenwässer, die bei der Gewinnung von ätherischen Ölen durch Wasser-dampfdestillation anfallen. Wie man sich vorstellen kann, ist das Wasser reich gesättigt mit den hydrophilen Substanzen der Blüten, deren Öle und Wässer die Haut wieder lebendig machen, ihr Wärme und Lebenskraft geben.
Man kann in der BRD *Hydrolate von Rosen, Lavendel* und *Orangenblüten* erhalten. Diese Wässer enthalten hautberuhi-gende Substanzen (Säuren), die man nicht im entsprechenden ätherischen Öl findet, und sind frei von hautirritierenden Terpe-nen und Kohlenwasserstoffen. Sie wirken antiseptisch, entzün-dungshemmend, kühlend und adstringierend. Sie werden später in vielen Rezepten erscheinen: Das reine Blütenwasser ist ein gutes Mittel für Gesichtskompressen und milde Gesichtswässer.

## Joghurt

Joghurt enthält Milchsäure und kann äußerlich in Packungen und Masken für großporige, fette und unreine Haut eingesetzt werden. Natürlich ist das Essen von Joghurt die beste Art der Hautpflege.

## Jojobaöl

wird aus einer Pflanze gewonnen, die in Kalifornien, Arizona und Mexiko wächst. Sie wird bis zu 100 Jahre alt und gedeiht in den Wüsten bei extremer Hitze bis 50 Grad ohne nennenswerte Wasseraufnahme. Ein Wachs, das die ganze Pflanze verschließt, ermöglicht ihr, in diesem Klima zu gedeihen, keine Flüssigkeit zu verdunsten, die spärlichen Regenfälle zu speichern und die extreme nächtliche Kälte zu überleben. Das Wachs befindet sich besonders in den Jojobabohnen, die mit bis zu 6 Kilogramm pro Busch geerntet werden. Das aus den Bohnen gewonnene Jojobaöl ist also ein flüssiges Wachs und kein Öl.

Das Wachs ist nur wirksam, wenn es nicht mit synthetischen Konservierungsmitteln usw. gemischt wird. Daher sollte man nur reines Jojobaöl benutzen. Die kommerzielle Fertigkosmetik nimmt fermentiertes Jojobamehl, das preiswerter ist, oder Jojobatinktur. Beide bleiben aber oft in der synthetischen Suppe »auf der Strecke«. Das hochwertige Jojobaöl ist farb- und geruchlos und damit ideal für die Kosmetik. Es wird nicht ranzig und ist ein wunderbares Pflegemittel für Haut und Haar. Ein Gesichtsöl aus Jojobaöl und ätherischen Ölen kann sich mit jeder teueren Creme messen. Nehmen Sie Jojobaöl für alle Gesichts- und Körperöle, Masken, Packungen sowie als Ölbestandteil in Cremes und Lotions. Das Öl wirkt auch gegen Akne. Verwenden Sie das Öl auch für Shampoos, Haarkuren und Haarpackungen. Außergewöhnliche Erfolge erzielt man bei der Behandlung von angegriffenem, sprödem Haar, Haarausfall und Spliß. Es eignet sich ebenfalls für die Anregung und Reinigung der Kopfhaut (als warme Jojobaöl-Kur). Das Wachs wird auf der Haut und dem Haar dasselbe tun wie bei der Pflanze – einen schützenden, feinen Film bilden, ohne daß es sich ölig anfühlt. Die Haut wird seidig und weich, das Haar glänzt. Ein weiterer Vorzug ist der niedrige Gefrierpunkt des Jojobaöls bzw. -wachses: Es wird erst unter 11 Grad minus fest. Diese Eigenschaft kann man sich bei der Herstellung von natürlichen Cremes, die ja kühl (im Kühlschrank) aufbewahrt werden sollen, zunutze machen: Cremes mit Jojobaöl werden im Kühlschrank sehr fest und nicht ranzig. Das Öl emulgiert gut mit Bienenwachs und Borax in eine Creme.

## Kakaobutter

ist ein Nebenerzeugnis der Kakaopressung. Es wird aus den gerösteten Kakaobohnen gewonnen – das, was Sie als Schokolade oder Kakao zu sich nehmen. Die lichtempfindliche Butter ist gelblich, talgartig und duftet angenehm. Sie reizt die Haut nicht und wird vor allem bei der Herstellung von Cremes als Binde- und Feuchtigkeitsmittel für die Haut genommen, da sie den Feuchtigkeitsverlust bremst. Falten und Runzeln streicht man sanft mit reiner Kakaobutter ein. Es wird empfohlen, Kakaobutter und Lanolin gleichzeitig zu verwenden, da sie sich ergänzen. Lanolin ist dann nicht mehr so klebrig, und Kakaobutter wird leichter durch die Haut aufgenommen.

## Kokosnußöl

wird durch Pressen der Nußkerne gewonnen. Es hemmt den Feuchtigkeitsverlust der Haut, da es auf der Haut schmilzt und kaum eindringt. Es macht die Haut geschmeidig und ist ein gutes Après-Sun-Öl. Die Kosmetik nutzt Kokosnußöl, um Lotions und Cremes geschmeidig zu machen. Man kann es durch chemische Verbindungen mit Salzen auch zur Herstellung von Seifen verwenden. Das Öl hat den starken, typischen Kokosnußduft.

Das Kokosnußderivat macht Öle hydrophil, d. h., sie lösen sich in Wasser auf (z. B. bei Badeölen).

## Lanolin

(auch »Wollfett« genannt) wird aus dem Fett der Schafswolle gewonnen. Es schützt und pflegt die Haut, spendet Feuchtigkeit und eignet sich zur Behandlung von Spliß oder sprödem Haar, rissiger Fußhaut, trockenen und rauhen Ellenbogen und Knien, extrem trockener Haut, rissigen, rauhen Händen, spröden Fingernägeln und wunden Brustwarzen stillender Mütter. Vor allem im Winter, z. B. beim Wintersport in strenger Kälte, bei scharfem Wind und starker Sonneneinwirkung im Hochgebirge schützt es die Haut. Da es leicht ranzig wird, sollte man immer nur die Menge kaufen, die man für die nächste Zubereitung braucht, und es im Kühlschrank aufbewahren. Ätherische Öle bzw. Vitamin-E-Öl oder Weizenkeimöl verzögern den Oxidationsprozeß in der selbstgemachten Kosmetik. Lanolin enthält kein Wachs, bindet Wasser und wird deshalb vielfach als Emulgator in Cremes und Lotions verwendet. In Verbindung mit Kakaobutter, Wachs und Öl verliert es seine Klebrigkeit. Mit Lanolin kann man Cremes leichter verstreichen; so haften sie besser auf der Haut. Studien in den USA haben ergeben, daß die Möglichkeit einer Allergie 0,01 % beträgt. Auch wenn man Wolle auf der Haut nicht verträgt, kann man Lanolin benutzen. Wenn Lanolin bei Ihnen eine Allergie auslöst und Sie grundsätzlich kein Lanolin als Emulgator verwenden möchten, können Sie ersatzweise Bienenwachs und Borax nehmen.
*Lanolinanhydrit* ist hellgelb, durchsichtig, sehr zähflüssig und stark wasserbindend. Es wird deshalb in Cremes mit hohem Wasseranteil als Emulgator eingesetzt.

## Lavendelwasser

siehe Hydrolate

## Lezithin

ist ein pflanzlicher Stoff, der als Emulgator in Cremes und Lotions sowie bei der Seifen- und Shampooherstellung als Eindicker genommen werden kann.

## Mandelkleie

ist ein Abfallprodukt bei der Gewinnung von Mandelöl. Der trockene Rückstand süßer Mandeln wird zum Abschuppen der Haut (Entfernen der obersten, toten Hautschicht) in Rubbelmasken (facial scrub) genommen. Man macht eine Paste aus Mandelkleie und Wasser und reibt damit die Gesichtshaut sanft ab.

## Süßes Mandelöl

ist ein hochwertiges pflanzliches Öl, das sehr gut von der Haut aufgenommen wird und das Eindringen ätherischer Öle in die Haut erleichtert. Es glättet und pflegt die Haut. Man gewinnt es aus den reifen Samen bzw. süßen Mandeln des Mandelbaumes. Es ist gelblich und geruchlos – ein ideales Öl für die Herstellung von Pflegeölen und Cremes. Verwenden Sie nach Möglichkeit nur kaltgepreßtes Öl.

## Milch

ist ein preiswertes Schönheitsmittel, das Vitamin A, Eiweiß und Fett enthält. Man nimmt in Bädern frische Vollmilch bei empfindlicher Haut, mit Honig bei trockener Haut und mit Weizenkleie bei unreiner Haut. Bei allen Masken kann man anstelle von Wasser auch Vollmilch verwenden, was die Haut belebt und pflegt. Sprödes, stumpfes Haar wird nach einer Milchkur wieder glänzend und weich.

## Mineralöl

ist ein gereinigtes, leichtes Petroleumöl, das nicht ranzig werden kann. Seine Molekularstruktur ist anders als die der pflanzlichen Öle. Es macht die Haut zwar geschmeidig, wirkt aber nicht mit zugefügten Substanzen, wird vom Hautfett nicht aufgelöst und bildet auf der Haut eine dichte Schutzschicht. Diese verhindert einerseits die Verdunstung der Feuchtigkeit, andererseits bleibt sie wie ein Ölfilm auf der Haut »stehen« und verhindert die Hautatmung. Die industrielle Kosmetik macht von diesem Öl aufgrund seiner guten Haltbarkeit reichlich Gebrauch. Da es keine pflegende Wirkungen hat und anorganisch ist, wird es bei der Aromakosmetik nicht angewandt.

## Olivenöl

wird durch Pressen der reifen Oliven gewonnen. Es hat einen würzigen Duft und ist grünlichgelb. Es ist ein wertvolles Pflegeöl und wird seit Jahrhunderten von den Völkern des Mittelmeerraumes für Kosmetik und Ernährung verwendet. Nehmen Sie nur das Olivenöl der ersten Kaltpressung (»extra vierge«, »extra Vergine«) für Cremes, Lotions, Haarkuren und Salben. Es wirkt sehr gut bei trockenem, angegriffenem, splissigem Haar.

## Orangenblütenwasser

siehe Hydrolate

## Pektin

ist ein natürlicher Eindicker. Pektin findet sich in Wurzeln, Stengeln und Früchten. Es wird in der Kosmetik bei der Herstellung von Gels, Lotions und Cremes zur Eindickung von Flüssigkeiten angewendet.

## Quark

ist ein sehr eiweißreiches, preiswertes Mittel, um Masken und Packungen herzustellen. Quark erfrischt, reinigt und nährt die Haut.

## Rosenwasser

siehe Hydrolate

## Seifen

Bei der Herstellung eigener Seifen, Shampoos oder flüssiger Duschseifen kann man weiße Schmierseife, Kernseife, reine Seife oder Naturseifen (Oliven-, Rosen-, Lavendel-, Mandelseifen) verwenden. Durch Zugabe einiger Tropfen ätherischen Öls kann man die selbstgemachte Seife parfümieren.

## Sesamöl

wird aus den Sesamsamen durch Pressung gewonnen. Es hat einen natürlichen UV-Schutz und kann deshalb als Sonnenschutzöl verwendet werden: Sesamöl blockiert etwa 30% der UV-Strahlen der Sonne. Es ist gelblich, geruchlos und wird leicht ranzig. Man muß es kühl aufbewahren und sollte es mit einem oxidationshemmenden Pflanzenöl (Weizenkeimöl, Jojobaöl) oder ätherischen Öl (Benzoe) mischen; verwenden Sie nach Möglichkeit nur kaltgepreßtes Öl.

## Sojaöl

wird aus reifen, frischen Sojabohnen gewonnen. Es ist gelb, geruchlos und sehr dünnflüssig. Es enthält viele Vitamine und eignet sich als Pflegeöl. Es kann Allergien (Pickel) auslösen. Testen Sie es also erst einmal vorsichtig auf der Haut. Verwenden Sie nach Möglichkeit nur kaltgepreßtes Öl.

## Tonerde (Heilerde)

ist getrockneter, keimfreier Ton oder Lehm. Das bekannteste Produkt kommt von der Firma Luvos. Tonheilerde wirkt hautklärend, durchblutungsanregend und entzündungshemmend. Tonheilerde ist einer der besten Hautreiniger, denn sie wirkt auf Giftstoffe wie ein Magnet und zieht sie aus der Haut. Sie enthält Mineralien wie Kieselsäure, Eisen, Magnesium, Zink und Kalium. Die im Gewebe des Körpers enthaltenen Mineralien schützen das Gewebe vor Feuchtigkeitsverlust. Wenn nicht genügend Mineralien vorhanden sind, wird das Gewebe trocken, müde und schlaff. Man nimmt Tonerde als Basissubstanz für die Reinigung der Haut jeden Typs, besonders aber in Form von Masken für unreine, fette, müde und alternde Haut. Dabei entsteht unter der Maske Wärme, die Haut beginnt zu schwitzen, und Gifte, Abfallstoffe und Schmutz werden ausgeschieden. Diese blockieren nun nicht mehr den Ausscheidungsprozeß, indem sie in und auf der Oberfläche der Haut sitzen. Es gibt *grüne* Tonerde, die sich vor allem für fette Haut eignet und die Talgproduktion reduziert, *weiße* und *braune* Tonerde, die speziell für die Entgiftung sorgt und die Talgproduktion ausgleicht (also sowohl für trockene wie fette Haut geeignet), und die *rote* Tonerde, die man für die Reinigung und für normale Haut verwendet. Schwer zu bekommen ist die *blaue* Tonerde, die Kobaltsalze enthält. Sie ist besonders wertvoll für die Behandlung entzündeter, empfindlicher Haut sowie Akne.

## Tween 60, 80

ist ein Emulgator zur Herstellung von Cremes. Es macht Öle hydrophil (wasserlöslich). Tween reizt die Haut nicht, ist klar, ölig und in flüssiger Form erhältlich. Es ist *kein* natürlicher Emulgator und in vielen Kosmetikprodukten enthalten. Die amerikanische Gesundheitsbehörde hat Tween als Emulgator in der Kosmetik zugelassen und als »lebensmittelfreundlich« eingestuft. Aber wir haben ja schon oft erlebt, daß diese Einschätzungen widerrufen wurden, da sich die Substanzen später als gesundheitsgefährdend erwiesen. 1 Teelöffel Tween auf 100 Milliliter Pflanzenöl reicht, um das Badeöl im Wasser zu lösen, so daß es nicht mehr auf der Wasseroberfläche schwimmt. Mit Tween können auch ätherische Öle wasserlöslich gemacht werden. Ein Ersatz für Tween ist Kokosnußderivat.

## Vaseline

ist ein mineralisches Fett, das als zähe, durchscheinende, geruchlose Masse im Handel erhältlich ist. Vaseline dringt nicht in die Haut ein und wirkt insofern auch nicht auf die Haut, aber es eignet sich zur Oberflächenbehandlung in Heilsalben für Wunden und Schutzcremes. Besser ist die Selbstherstellung einer Jojobasalbe.

## Destilliertes Wasser
## (gereinigtes Wasser, steriles Wasser)

ist ein absolut reines Wasser. Das preiswertere *gereinigte Wasser* ist frei von Bakterien, Salzen, Staub und anorganischen Substanzen. Beide werden für die Herstellung von Aromakosmetik verwendet, da das Leitungswasser chemische Zusätze enthält und nicht rein ist. Für die Herstellung von Shampoos und Spülungen reicht abgekochtes Wasser.

## Weizenkeimöl

ist ein goldgelbes bis bräunliches Öl, das stark nach Weizen duftet. Wegen dieses Duftes sind seine Anwendungsmöglichkeiten in der Kosmetik begrenzt. Es enthält viele Vitamine, besonders Vitamin E, Karotin, Pflanzenlezithin, ungesättigte Fettsäuren und wird kaum ranzig. Man kann es anderen Ölen zufügen und damit ihre Haltbarkeit verlängern. Es ist eine wertvolle Beimischung zu allen Hautfunktionsölen. Weizenkeimöl glättet die Haut, unterbindet den Feuchtigkeitsverlust und ist zellwirksam. Es pflegt und kräftigt trockenes und splissiges Haar, wenn man vor der Haarwäsche die Haarspitzen damit einmassiert und es etwa 15 Minuten einwirken läßt.

Wie bei allen anderen Pflanzenölen sollte man nur das kaltgepreßte Öl verwenden.

## *Weizenkleie*

ist ein Abfallprodukt der Mehlgewinnung und wird wegen seiner lindernden, entzündungshemmenden und heilenden Eigenschaften geschätzt. Es enthält das für die Zellregeneration wichtige Vitamin $B_6$. Man verwendet es hauptsächlich in Pflegebädern und für Masken. Es reinigt die Haut und macht sie weich.

# Tips für den Einkauf fertiger Naturkosmetik

Den Lesern, die sich keine Naturkosmetik selbst herstellen wollen, sondern fertige Naturkosmetikprodukte bevorzugen, möchte ich einige Einkaufstips geben. Eine gute Alternative ist die natürliche Frischkosmetik. Die Hersteller dieser Produkte sind rar, die Produkte relativ teuer, aber immer noch preiswerter als die »phantastisch« wirkenden Produkte der Exklusivserien großer Kosmetikhersteller. Wegen ihrer begrenzten Haltbarkeit werden die Frischkosmetikprodukte in regelmäßigen Zeitabständen in den Läden ausgetauscht, so daß der Verbraucher immer frische Ware erhält. Ihre Haltbarkeit ist von der kühlen Aufbewahrung abhängig und kann bis sechs Monate betragen. Die *Preise* dieser Produkte hängen natürlich von der Nachfrage ab. Wer kleine Mengen arbeitsintensiv erzeugt, kann nicht mit der Massenproduktion der kommerziellen Fertigkosmetik konkurrieren. Sie werden in Naturkosmetikläden, Reformhäusern und homöopathischen Apotheken ein breites Angebot von Naturkosmetik und Frischkosmetik finden. Bereits heute deklarieren einige Hersteller die Inhaltsstoffe und verzichten auf synthetische Substanzen. Diese Kosmetikprodukte sind der selbstgemachten Naturkosmetik ziemlich gleichwertig.

Ich kann aber aufgrund mangelnder Auszeichnung bei den meisten Produkten nicht ausschließen, daß diese auch *synthetische Konservierungsmittel, Farbstoffe* und *Duftstoffe* enthalten. Wenn das neue Auszeichnungsgesetz die Hersteller wirklich zu einer lückenlosen Auszeichnung verpflichten sollte, wird Ihnen die Wahl der besten und natürlichsten Pflegemittel leichterfallen. Eine absolut natürliche und frische Kosmetik können Sie jedoch nur selbst herstellen. Industrielle Herstellung, Lagerung und Transport von Kosmetik *ohne* synthetische Konservierungsmittel kann ich mir im Moment nicht vorstellen.

# Tips für die eigene Herstellung

Sie benötigen als *Zubehör*:
- eine Schüssel, die groß genug ist, um darin zu mixen, ohne daß der Inhalt herausspritzt, am besten eine aus feuerfestem Glas, da sie den Temperaturen eines heißen Wasserbads standhalten soll;
- einige feuerfeste Porzellantöpfchen oder Töpfchen aus glasiertem Ton zum Anwärmen der Zutaten;
- einen Holzlöffel zum Umrühren;
- einen durchsichtigen Meßbecher mit Millilitermarkierung;
- Plastikbehälter bzw. -becher zum Abwiegen;
- ein Thermometer bis 90 Grad;
- einen Handmixer;
- einen Trichter;
- eine kleine (Brief-)Waage;
- leere Glas- oder Porzellantöpfchen für Cremes, dunkle Apothekerflaschen für Toner, Körper- und Gesichtsöle;
- Etiketten und einen wasserfesten Filzschreiber zum Beschriften;
- einen Kosmetikpinsel zum Auftragen dünnflüssiger Masken;
- Wattebäusche zum Auftragen und Abwischen der Gesichtsöle;
- Duschhauben für Haarkuren.

*Bezugsquellen* für Grundsubstanzen und ätherische Öle:
Naturkosmetik, Frischkosmetik, *Grundsubstanzen*, z. B. Hydrolate (Rosenwasser), Hamameliswasser, Mandelkleie, Weizenkleie, Heilerde, Aloe Vera, und kaltgepreßte Pflanzenöle findet man in Naturkosmetikläden, Reformhäusern, homöopathischen Apotheken und teilweise auch in Naturkostläden. Hier gibt es auch gute Shampoos, Cremes, Lotions, Toner usw., die man mit

einigen Tropfen ätherischen Öls in ein angenehm duftendes und wirksames Mittel verwandeln kann. Alle anderen *Zutaten*, z. B. Lanolin, Kakaobutter, Lezithin, Glyzerin, Alaun, Heilerde usw., erhält man in Apotheken, Pektin in Lebensmittelläden bei Back- und Einmachzutaten. Wenn Sie sagen, wofür Sie das Pektin brauchen, werden Sie bestimmt verständnislose Gesichter sehen. *Ätherische Öle* erhält man entweder in sogenannten Duftläden, Naturkosmetikläden, Naturkostläden, teilweise auch in Apotheken, oder man bezieht sie direkt vom Händler. Da man nur natürliche, reine Öle verwenden sollte, empfiehlt sich ein Laden mit geschultem Personal. Oft stehen in den Regalen der Naturkostläden reine Öle und Parfümöle nebeneinander, und das Personal kennt nicht den Unterschied, ähnlich ist die Situation in Apotheken, die oft synthetische oder verfälschte Öle verkaufen. Es gibt einige Hersteller und Händler, die garantiert natürliche und reine ätherische Öle anbieten. Ein Preisvergleich lohnt sich immer, besonders bei ätherischen Ölen. Eine Preis-übersicht der ätherischen Öle finden Sie im Anhang auf Seite 268. Öle, die wesentlich unter den Durchschnittspreisen liegen, können synthetische, gestreckte oder Parfümöle sein. Diese Öle sind für die Aromakosmetik nicht geeignet.

Praktische Hinweise für die *Zubereitung*:
Beim Mixen mit dem Handrührmixer – die beste Methode des gleichmäßigen, schnellen Rührens einer Masse – sollte man nur einen Rührbesen nehmen, um das Spritzen zu verhindern, und man hat immer einen zweiten, sauberen Rührbesen für die nächste Mischung frei. Beim Abwiegen verwenden Sie am besten immer denselben Behälter, dessen Eigengewicht vom Gesamtgewicht abgezogen werden muß; so muß man nicht immer wieder neu rechnen. Sehr praktisch ist eine Briefwaage mit Justierschrauben. Damit können Sie nach dem Auflegen des Meßbehälters den Anzeiger wieder auf Null stellen. Wie beim Kochen sollte man kein Rezept übergenau nehmen und verzweifeln, wenn eine Masse nicht gleich die gewünschte Konsistenz hat. Ein Teelöffel ist nicht immer gleich ein Teelöffel! Wenn die Creme oder Lotion beim ersten Versuch nicht fest oder cremig

genug ist, dann geben Sie einfach noch etwas zu. Sie sollten ruhig auch mal mit den Mengenangaben und Zusammensetzungen spielen und sie etwas verändern. Schließlich gibt es sehr viele ätherische Öle, verschiedene Emulgatoren und Pflanzenöle, die man wahlweise nehmen kann.

Ganz wichtig bei Wasser-in-Öl-Emulsionen: das Wasser langsam zufügen, bis die Creme die gewünschte Konsistenz erreicht hat. Nach dem Abkühlen wird jede Emulsion fester! Bei der Herstellung sollten Sie sich Zeit nehmen und nicht versuchen, das Erkalten zu beschleunigen, indem Sie z. B. die Mischungen in ein kaltes Wasserbad oder in den Kühlschrank stellen. Sauberkeit beim Herstellen und Abfüllen ist unabdingbar, denn die Naturkosmetik mag keine Bakterien oder Keime. Alle Mischungen sind im Wasserbad zu erhitzen, d. h., stellen Sie die Töpfchen mit den zu schmelzenden Zutaten in einen Topf mit heißem Wasser; nie direkt über der Flamme erhitzen! Es empfiehlt sich, alle Zutaten möglichst nur in den Mengen, die man für die nächste Zubereitung braucht, zu kaufen und kühl zu lagern.

Ätherische Öle und Pflanzenöle müssen in braunen Flaschen kühl aufbewahrt werden. Zitrusöle sollte man spätestens nach einem halben Jahr aufgebraucht haben. Fertige Cremes, Lotions, Masken usw. sollte man im Kühlschrank aufbewahren, und zwar in Ton-, Porzellan- oder Glasbehältern, da Plastik zu einer chemischen Reaktion mit den ätherischen Ölen führen kann. Aufgrund schlechter Erfahrungen mit sogenannten »sicheren« Materialien kann ich auch die lebensmittelfreundlichen Plastikbehälter nicht empfehlen. Die ätherischen Öle konservieren sich selbst; unterstützend können oxidationshemmende Substanzen in Pflanzenölen (Jojobaöl, Weizenkeimöl) zugefügt werden. Etwa 10 % Weizenkeimöl verhindert, daß Pflege- oder Badeöle ranzig werden. Auch einige Tropfen Benzoeöl verlängern die Haltbarkeit einer Mischung. Damit erhalten Sie natürlich keinen Dauerschutz für Ihre selbstgemachte Kosmetik, wie er durch die synthetischen Konservierungsstoffe erreicht wird. Stellen Sie deshalb immer nur soviel her, wie Sie in den nächsten zwei bis drei Monaten brauchen. Die Haltbarkeit hängt von verschiedenen Faktoren ab: welche Substanzen Sie verwenden, ob sich darunter Oxidationshemmer befinden, wie frisch die Substanzen bei der Herstellung sind und ob sie kühl aufbewahrt werden. Nach der Zubereitung sollten Sie alle Gegenstände, soweit möglich, auskochen oder zumindest mit heißem Wasser abwaschen und danach abtrocknen. Man benutzt die Utensilien am besten nur für die Kosmetikherstellung und nicht, um zwischendurch Speisen herzustellen oder aufzubewahren.

# Viertes Kapitel:

## Die Hautpflege

# Aufbau und Funktionen der Haut

Wir werden jetzt eine kleine Reise unternehmen und uns dabei mit der Welt unserer Haut eingehend beschäftigen. Es ist eine sehr vielfältige, lebendige, sich ständig wandelnde Welt, die aus vielen Schichten besteht, wie der Planet, auf dem wir wohnen. Unter dem Mikroskop sieht die Hautoberfläche überhaupt nicht glatt und ebenmäßig aus. Da gibt es kleine Hügel, Berge und Täler, aus kleinen Öffnungen sickern Flüssigkeiten an die Oberfläche. Überall wachsen Haare, die wie Sumpfgras aussehen. Da tummeln sich Keime und Bakterien, die damit beschäftigt sind, ihre kleine Welt sauber, gesund und im Gleichgewicht zu halten – ein ausgewogenes System von Fauna und Flora. Wie unsere Erde gerät dieser Mikrokosmos der Haut aus dem Gleichgewicht, wenn zuviel Giftstoffe, Strahlung und Schmutz auf ihn einwirken. Natürlich setzt ein reibungsloses und harmonisches Funktionieren auch eine entsprechende Ernährung und Versorgung mit Mineralstoffen, Vitaminen, Flüssigkeiten und Vitalkraft voraus.

Unsere Haut verändert sich ständig. Wie wir alle wissen, ist die Haut eines Babys weich, zart, faltenfrei und sehr nachgiebig. Im Laufe des Lebens wird die Haut härter, bedingt durch die Veränderung des Kollagengehalts, sie wird trockener, und es bilden sich Falten. Das sind die offensichtlichsten und unvermeidlichen Veränderungen. Die Beschaffenheit der Haut wandelt sich ebenso durch Umwelteinflüsse, Ernährung, Krankheiten, Alter und seelische Zustände. Streß, Nervosität, Angst, Frustration, Ärger, Liebe, Zufriedenheit und Freude äußern sich auf der Haut als dem Spiegel des Innenlebens deutlicher, als wir normalerweise annehmen. Viele Hautstörungen weisen darauf hin, daß unsere Gefühlswelt nicht im Gleichgewicht ist. In besonderen Situationen zeigt sie unsere Gefühle unmittelbar durch unkontrollierbare Reaktionen an, wenn wir innerhalb von Sekunden rot oder bleich werden und uns der Schweiß ausbricht.

Die Haut *wiegt* 20% des Körpergewichts und hat eine *Fläche* von etwa 1,7 Quadratmetern bei durchschnittlicher Größe eines Menschen. Sie setzt in 24 Stunden 160 Liter Blut und 0,5–10 Liter Wasser um. Sie besteht aus mehreren *Schichten,* die wir jetzt von außen nach innen gehend kennenlernen werden. Was wir sehen können, ist die *Oberhaut* oder *Epidermis.* Sie ist etwa 1,3 mm stark und besteht zunächst aus 7 Schichten abgestorbener Oberhautzellen, der *Hornschicht.* Diese versiegelt die Haut. Sie ist so dicht, daß nur einfache Moleküle sie durchdringen können. Bei älteren Menschen finden wir nur noch 2 bis 3 Hautschichten, die nicht mehr genügend Feuchtigkeit binden können. Da auch die Durchblutung nachläßt, baut sich das Fettpolster im unteren Gewebe ab, und es entstehen Falten und markante Gesichtslinien. In der Epidermis eingelagert sind die *Farbkörnchen,* die *Pigmente,* welche Melanin enthalten. Sie bestimmen unsere Hautfarbe. Je mehr Pigmente und je höher diese in der Hornschicht liegen, desto dunkler ist unsere Haut. Die Hornschicht der Epidermis liegt auf der *Glanzzellenschicht* und einer *feinen Schicht aus Keratin,* welche beide zusammen den eigentlichen Schutzmantel der Haut bilden. Auf der untersten Schicht der Epidermis, der *Keimschicht,* werden ständig neue Hautzellen gebildet, welche die alten Hautzellen nach außen bzw. oben in die Hornschicht drängen. Dort werden die obersten Zellen durch Waschen oder Reibung an Kleidung und Bettwäsche abgeschuppt. Von der Bildung einer neuen Hautzelle bis zu ihrem Abschuppen vergehen normalerweise 4 Wochen, das bedeutet, daß sich unsere Haut jeden Monat erneuert. Schuppt sich die Haut nicht normal ab, so kommt es zu harter, verstopfter Haut.

Die nächste Schicht ist die *Lederhaut,* auch *Corium* genannt. In der Lederhaut finden wir elastische Fasern – das Bindegewebe. Die anfänglich zarte *Bindegewebssubstanz, Matrix* genannt, ist bei Kleinkindern gallertartig und wandelt sich im Laufe des Lebens in eine feste, widerstandsfähige Substanz, das *Kollagen.*

Ein weiterer Hauptbestandteil des Bindegewebes ist das *Elastin*. Je älter wir werden, desto mehr Querverbindungen entstehen zwischen den ursprünglich parallel liegenden Bindegewebsfasern, die in ihren Zwischenräumen Wasser binden. Das Bild erinnert an einen grobgestrickten Pullover, der viel Raum für Luft läßt, um zu zirkulieren, aber durch häufiges und heißes Waschen immer mehr verfilzt. Jede Zelle des Körpers liegt so in diese Substanz eingebettet. Aber nicht nur durch das zunehmende Alter, auch durch Umweltschadstoffe, schlechte Ernährung, Sauerstoffunterversorgung, geringe Durchblutung, hormonelle Veränderungen, Streß, seelische Belastungen und vererbte Faktoren verändert sich diese Grundsubstanz. Je härter wir das Leben empfinden und je mehr Schutzwälle wir gegen unsere Umwelt aufbauen, desto mehr verhärtet sich auch das Kollagen. Das anfänglich lockere Kollagen vernetzt sich immer mehr, wird fester und bindet wie ein sich verhärtender Schwamm, der keine Lufträume mehr hat, entsprechend weniger Wasser. Das Kollagen kann sogar aufgezehrt werden. Langsam beginnt sich die Unterhaut (Subcutis) deswegen zu falten und zusammenzuziehen. Da sich aber die Epidermis nicht verändert, entstehen in ihr Falten und Runzeln. Kollagen und Elastin erneuern sich nur mit Hilfe von außen. Das versprechen einige Kosmetikartikel, die Kollagen enthalten. Dem widerspricht aber die Tatsache, daß so große Moleküle die Hornschicht nicht durchdringen können. Auch eine Kur mit Vitamin-A-Säure, die angeblich neues Kollagen bildet, wird angepriesen. Die Behandlung ist nicht ohne Nebenwirkungen, teuer, und es ist nicht sicher, ob sich wirklich neues Kollagen bildet. Der mit zunehmendem Alter sich verlangsamende Erneuerungsprozeß der Hautzellen (Zytophylaxe) kann dagegen mit ätherischen Ölen angeregt werden. Weitere natürliche Vorbeugungsmaßnahmen sind mineralstoff- und vitaminreiche Ernährung (Vitamine C, E), Bewegung, Sauerstoffzufuhr, genügend Flüssigkeitsaufnahme; auch Verzicht auf Nikotingenuß, maßvolles Sonnenbaden und eine harmonische, streßfreie Lebensweise sorgen dafür, den Zustand von Haut und Bindegewebe zu erhalten und der schnellen Vernetzung bzw. dem Abbau von Kollagen entgegenzuwirken.

In der Lederhaut finden wir auch die Blutgefäße, die Sauerstoff und Nährstoffe aus dem Körper in die oberen Hautschichten leiten, Lymphgefäße, Farbstoffzellen, Schweißdrüsen (etwa 300 pro Quadratzentimeter), Talgdrüsen, Nervenfasern und die Haarwurzeln (Haarfollikel). Die *Schweißdrüsen* eliminieren toxische Stoffe, Abfallstoffe und regulieren die Körpertemperatur. Der ständig ausgeschiedene Schweiß ist maßgeblich am Aufbau des Säureschutzmantels beteiligt. Er besteht fast ausschließlich aus Wasser. Daneben findet man Spuren von Salz, Kohlenhydrate, Protein und Öl. Ein Erwachsener hat etwa 3 Millionen Schweißdrüsen, etwa 1 Million befinden sich im Scham-, Achsel- und Kopfbereich und bestimmen den individuellen Körperduft. Hier ist der Schweiß mit Bakterien gemischt. Die normale Schweißabsonderung und der Körperduft nehmen am Abend, analog zur steigenden Körpertemperatur, zu.

Die *Talgdrüsen*, die sich als Anhanggebilde an der Seite jedes Haarschaftes befinden, versorgen das Haar mit Sebum, machen es damit geschmeidig, schmutzabweisend und schützen es vor dem Austrocknen. Außerdem tragen sie auch zur Einfettung der Haut bei. Wir haben etwa 300 000 Talgdrüsen, die etwa 2 Gramm Talg am Tag produzieren. Wenn die Ausgänge der Talgdrüsen verstopft sind, bilden sich Pickel, Pusteln, Mitesser und Entzündungen. Eine Überproduktion von Talg verursacht fettige Haut und fördert Akne. Hervorgerufen wird sie durch hormonelle Veränderungen in der Pubertät, den Menstruationszyklus der Frau, eine hohe Dosierung von Östrogen in der Pille oder östrogenhaltige bzw. -anregende Nahrungsmittel. Wenn zuwenig Talg produziert wird, ist die Haut trocken und schuppig. Ausgleichend auf die Talgproduktion wirken Geranie, Weihrauch, Ylang Ylang; reduzierend Bergamotte, Lavendel, Wacholder, Zitrone; anregend Karottensamen. Schweiß, Hautschuppen und Talg bilden zusammen den Säureschutzmantel der Haut. Das ist sozusagen unsere Ozonschicht, die uns vor »harter« Strahlung schützt.

Die 5 Millionen *Nervenzellen* mit ihren 10 Billionen Sensoren melden über das Nervensystem jede Veränderung der Temperatur, jede Berührung, jede Oberflächenbeschaffenheit, Schmerz und Jucken an das Gehirn, das den Körper zu einer Reaktion veranlaßt. In den Lippen und Fingerspitzen sind die Nervenzellen besonders konzentriert. Daher wird hier jede Berührung sehr intensiv empfunden.

Als letzte Hautschicht folgt schließlich die *Unterhaut* oder *Subcutis*. Sie ist eine nahtlose Fortsetzung der Lederhaut und besteht aus lockerem Bindegewebe, das Fettgewebe, Lymph- und Blutgefäße enthält. Wird das Gewebe hart, können sich die darüber befindlichen Schichten nicht mehr richtig hin und her bewegen – die Haut verliert ihre Elastizität. Diese Schicht ist hauptsächlich ein Fettpolster, das bis zu 20 Kilogramm Fett speichern kann.

Die Haut hat viele Aufgaben, in erster Linie soll sie den Körper vor dem Eindringen von Schmutz, Krankheitserregern und Fremdsubstanzen, z.B. Säuren, Laugen und toxischen Stoffen, schützen. Sie bildet einen *Säureschutzmantel,* der Keime durch sauren Schweiß, Hornschuppen und Talg sowie durch ausgeschiedene Kohlensäure eliminiert. Auf der Haut, im Scham- und Achselbereich befinden sich normalerweise etwa 20 Billionen hautfreundliche Keime. Werden sie durch aggressive Substan-

| | |
|---|---|
| Hornschicht | Oberhaut = Epidermis |
| Keimschicht | |
| Kollagen | Lederhaut = Corium |
| Subcutanes Fettgewebe | Unterhaut, Subcutis |

Abb. 2: Der Aufbau der Haut

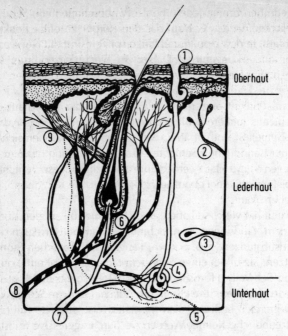

Oberhaut

Lederhaut

Unterhaut

1 = Schweißpore
2 = Nervenenden für Heiß und Kalt
3 = Nervenende für Schmerz
4 = Schweißdrüse
5 = Autonomes Nervensystem

6 = Haar, Haarschaft, Haarwurzel
7 = Arterie
8 = Vene
9 = Haaraufrichte-Muskel
10 = Talgdrüse

Abb. 3: Der Aufbau der Haut

zen, z. B. waschaktive Substanzen (= Tenside), synthetische Seifen, starke Konservierungsmittel, chemische Farbstoffe, durch langes, heißes Baden und Duschen oder durch Streß zerstört, dann können sich andere Keime bzw. Krankheitserreger ausbreiten. Im allgemeinen baut sich nach dem Baden oder Waschen der Säureschutzmantel in 20 Minuten zwar wieder auf. Er verliert aber seine Wirksamkeit, wenn er ständig diesen aggressiven Substanzen ausgesetzt ist, die sich leider in vielen synthetischen Cremes, Lotions und Waschmitteln befinden. Der Säureschutzmantel der Haut hat einen pH-Wert (pH = potentia hydrogenii = Wasserstoffionenkonzentration) von 4,8–6, womit er als sauer eingestuft wird. Der pH-Wert kennzeichnet den Säure- bzw. Alkaligehalt einer Substanz: Bei einem pH-Wert von weniger als 7 ist eine Substanz sauer, bei mehr als 7 ist sie alkalisch und entspricht nicht dem Säureschutzmantel der Haut. Von einem neutralen pH-Wert spricht man, wenn eine Substanz einen Wert von 6,5–7 hat. Reines Wasser hat bereits einen pH-Wert von 7; Seifen, besonders synthetische Seifen, sind meist alkalisch. Man sollte deshalb zur Reinigung nur solche Seifen und Shampoos verwenden, die einen hautfreundlichen, pH-neutralen Wert haben.

Unsere Haut reguliert durch ihre Schweißabsonderung, den Fettfilm, durch Verengung oder Erweiterung der Blutgefäße auch unsere Körpertemperatur (36,6 Grad) und *schützt* uns damit *vor Hitze und Kälte*. Bei Hitze wird dem Organismus durch Absonderung von Schweiß Wärme entzogen, und gleichzeitig erweitern sich die Blutgefäße. Bei Kälte verengen sich die Blutgefäße, die Talgdrüsen scheiden vermehrt Talg aus, der sich wie eine schützende Schicht auf die Lederhaut legt, und die Schweißdrüsen scheiden weniger Schweiß aus. 70% der Körperwärme, die durch den Stoffwechsel entsteht, wird durch die Haut abgegeben. Bei einem trägen Stoffwechsel und geringer oder nährstoffarmer Ernährung friert man deshalb leichter.

Die Haut schützt uns auch vor Verbrennungen durch übermäßige Sonnenstrahlung; längere Lichteinwirkung führt zur vermehrten Bildung von Melanin, einem Pigment, das unserer Haut die eigentliche Farbe gibt. Je mehr diese Pigmente in der Haut durch UV-Strahlung oder bereits durch Wärme stimuliert werden, desto dunkler wird die Haut. Dieser natürliche Schutz vor UV-Strahung wirkt jedoch nur bedingt. Wenn die Haut überfordert wird, bekommen wir einen Sonnenbrand.

Die Haut *speichert* bis zu 20 Kilogramm *Fett* und bis zu 10 Kilogramm *Wasser*. Sie reguliert 20% der *Wasserausscheidung* des Körpers durch Schwitzen und übernimmt zusammen mit den Nieren die Aufgabe der *Giftstoffbeseitigung*. Wenn die

Nieren nicht einwandfrei funktionieren, muß die Haut ihre Aufgabe übernehmen; dadurch wird sie aber überlastet. Durch die Haut*atmung* scheiden wir täglich etwa 1 Liter Flüssigkeit aus, die wir wieder zu uns nehmen müssen. Die Haut kann Sauerstoff und Kohlendioxyd aus der Luft aufnehmen und ebenso ausscheiden. Doch nur bestimmte Substanzen können die Haut durchdringen. Dazu gehören fettlösliche Stoffe, z. B. einige Hormone, lipoidlösliche Stoffe, Gase, Phenolderivate und ätherische Öle. Ungeklärt und zweifelhaft ist die Aufnahme von Kollagen, Elastin und synthetischen Vitaminen. Umgekehrt ist die *Produktion von Vitaminen* eine wichtige Aufgabe der Haut. Sie hängt von der Sonnenstrahlung ab und ist daher im Winter geringer. Schließlich bildet die Haut an bestimmten Stellen eine *Hornhaut aus Keratin,* um den Körper besonders zu schützen, z. B. an den Innenseiten der Hände und den Fußsohlen, wo sie etwa 0,5 cm dick wird. Auch zum Schutz vor Sonneneinwirkung bildet sie automatisch eine Hornschicht, die als Lichtschwelle wirkt.

*Zustand* und *Funktionen* der Haut werden durch verschiedenste Situationen und Substanzen *beeinträchtigt.* Prüfen Sie bitte selbst, wo und wann Sie etwas verändern können, um Ihre Haut bei der Erfüllung ihrer lebenswichtigen Funktionen zu unterstützen:

– Ernährungsfehler (vitamin- und mineralstoffarme Ernährung);
– Sauerstoffdefizit (geschlossene, überheizte Räume);
– Nikotin;
– übermäßige UV-Strahlung;
– Luftverschmutzung;
– hartes, verunreinigtes Leitungswasser;
– Baden in Chlorwasser;
– Kontakt mit Säuren und Laugen während der Arbeit;
– Hautpflegemittel mit synthetischen Substanzen, aggressive Waschsubstanzen in Seifen, Shampoos, Badezusätzen, Duschgels;
– Medikamente;
– Überpflege mit synthetischen Kosmetikartikeln;

- seelische Belastungen wie Streß, Nervosität, Ärger, Kummer, Angst;
- harte, körperliche Arbeit in Sonne, Wind und Regen;
- Feuchtigkeitsverlust der Haut durch mangelnde Pflege.

Wenn Sie auf diese Punkte achten, können Sie sich aufwendige Pflegeprogramme ersparen.

# Die Hauttypen:
## Merkmale und Pflege mit ätherischen Ölen

## Normale Haut

Die normale Haut ist vollkommen gesund. In der Jugend ist sie glatt, feinporig und weich, im Alter wird sie trocken, faltig, und es erscheinen oft sogenannte Altersflecken. Zwischen diesen beiden »Normalzuständen« kommt es zu kurzfristigen Veränderungen und Irritationen der normalen Haut aufgrund hormoneller Veränderungen, Krankheiten, psychischer Belastungen usw., vor denen kaum jemand verschont bleibt.
Die normale Haut bedarf keiner aufwendigen, speziellen Pflege. Für sie genügen die Reinigung mit einer milden Reinigungsmilch, Wasser und einer milden, fetthaltigen Seife (hautfreundlicher pH-Wert), eine Feuchtigkeitslotion für den Körper, eine Gesichtslotion, eine leichte, fettarme Tagescreme und eventuell eine pflegende Nachtcreme mit pflanzlichen Ölen. Beim Baden sollte das allgemein zu harte Wasser mit etwas Essig weich gemacht werden (gilt für alle Hauttypen). Geeignete ätherische Öle für die Pflege der normalen Haut sind *Bergamotte, Römische Kamille, Lavendel, Geranie, Neroli, Rose, Rosenholz, Zeder.*

## Fette Haut

Die fette Haut ist dick und neigt zur Bildung von Pickeln und Mitessern. Ihre Talgdrüsen produzieren zuviel Talg, das Fettgewebe unter der Oberhaut ist sehr dick. Zuviel Fett kann die Folgeerscheinung eines hohen Östrogenspiegels sein. Oft sind die Poren dieser Haut verstopft, und deshalb sollte man sie regelmäßig und gründlich reinigen.

Dafür eignen sich *Basilikum, Kampfer, Pfefferminz, Wacholder, Thymian, Salbei, Zitrone* und *Tea-Tree,* gemischt mit Hamameliswasser oder einem pflanzlichen Öl, jedoch kein Alkohol, da dieser nach anfänglicher Austrocknung die Talgproduktion noch mehr anregt. Kampfer, Salbei und Thymian dringen tief in die Haut ein, reinigen sie, verengen die Poren, regen die Hautfunktionen an und wirken antiseptisch. Diese Öle nimmt man besonders für die entzündeten Bereiche. Sehr wirksam sind Kompressen und Gesichtsdampfbäder. Entstehende Pickel und Mitesser kann man mit *Tea-Tree, Zitrone* oder *Lavendel* behandeln und in diesem Fall das ätherische Öl pur auftragen. Zur Pflege empfehlen sich eine Feuchtigkeitscreme mit Jojobaöl und grundsätzlich *Bergamotte* und *Lavendel,* da beide Öle die Talgproduktion reduzieren bzw. ausgleichen. Die fette Haut kann, so paradox es auch klingen mag, mit pflanzlichen Ölen behandelt werden, denn diese erlauben dem Talg einen sanften Abfluß. Als Gesichtsöle können Sie also pflanzliche Öle pur verwenden; den Cremes bzw. Lotions können Sie folgende ätherische Öle beimischen: *Geranie, Kampfer, Rosmarin, Rose, Sandelholz, Wacholder, Weihrauch, Ylang Ylang, Zeder, Zypresse* und *Zitrone.* Eine Nachtcreme sollte nur jede zweite Nacht aufgetragen werden. Bei gleichzeitig entzündeter Haut nimmt man zur Pflege Jojobaöl (Gesichtsöl) oder Hamameliswasser (Gesichtslotion), beide kombiniert mit den entzündungshemmenden Ölen *Geranie, Blaue Kamille, Lavendel, Myrrhe, Pfefferminz* und *Rose.*

## Trockene Haut

Die trockene Haut ist durch einen Mangel an Fett bzw. Feuchtigkeit gekennzeichnet, was durch eine unzureichende Produktion der Talgdrüsen verursacht wird. Dadurch ist der Säurehaushalt der Haut im Ungleichgewicht. Der Mangel kann nicht von außen durch Wasser ausgeglichen werden, da es nicht in die Haut eindringen kann. Versucht man es trotzdem, so wird der Haut durch die Verdunstung des Wassers auf der Hautoberfläche noch mehr Feuchtigkeit entzogen.

Auf die Verwendung von Eau de Cologne, Parfüm und Kosmetik mit Alkohol sollte man deshalb bei diesem Hauttyp grundsätzlich verzichten. Feuchtigkeitsspendende und -regulierende Cremes und Lotions (Moisturizers), die Öl enthalten, sind die beste Methode, dem Feuchtigkeitsverlust Einhalt zu gebieten. Normalerweise bildet die Haut genug Fett, um das zu verhindern, aber mit zunehmendem Alter läßt die Produktion von Fett nach. Also: Immer einen Moisturizer nach dem Baden oder Duschen anwenden. Dafür eignet sich ein hochwertiges, pflanzliches Öl mit ätherischen Ölen. Heiße Gesichtsdampfbäder und stark durchblutende Gesichtsmasken sollte man meiden und statt dessen auf lauwarme Kompressen zurückgreifen. Für die Reinigung der trockenen Haut sollte man keine oder nur wenig Seife verwenden, da sie der Haut Fett entzieht; das Wasser sollte weich und beim Duschen oder Baden nicht zu heiß oder zu kalt sein. Sehr empfehlenswert ist eine rückfettende Flüssigseife oder Waschgel. Hartes Wasser kann man wieder mit einigen Spritzern Essig enthärten. Das Gesicht reinigt man am besten mit einem Reinigungsöl (Haselnuß-, Mandelöl, gemischt mit einigen Tropfen ätherischer Öle). Die zur Pflege notwendige Creme oder das Gesichtsöl soll Jojobaöl, süßes Mandelöl, Olivenöl oder Avocadoöl und immer zusätzlich Weizenkeimöl enthalten. Mit speziellen ätherischen Ölen, *Geranie, Karottensamen, Weihrauch, Ylang Ylang,* werden die Talgdrüsen zu stärkerer, ausgleichender Produktion angeregt. Trockene Haut neigt eher zur Faltenbildung als alle anderen Hauttypen. Die entsprechenden Stellen sollen deshalb intensiver mit purem warmen Mandelöl, Weizenkeimöl oder Kakaobutter gepflegt werden. Diese Behandlung wirkt aber nur auf die Hornschicht und kann das trockene Gewebe nicht beeinflussen. Für die allgemeine Pflege der trockenen Haut nimmt man folgende ätherische Öle: *Geranie, Karottensamen, Römische Kamille, Lavendel, Jasmin, Orange, Rose, Rosenholz, Sandelholz, Weihrauch, Ylang Ylang* und *Zeder.*

# Mischhaut

Die Mischhaut, die nicht mit der Seborrhöe verwechselt werden darf, besteht aus zwei Hauttypen, der trockenen und fetten Haut. Im Gesicht z. B. findet man fette und trockene Bereiche. Wenn man daraus schließen würde, daß jeder Bereich eine andere Behandlung erfordert, müßte man zwei verschiedene Kosmetiksorten herstellen und beide Bereiche getrennt behandeln. Das wäre ein umständliches, aufwendiges Pflegeprogramm, auf das man verzichten kann, wenn man ein nichtfettendes Hautöl (Jojobaöl) und ätherische Öle anwendet, welche die Talgproduktion ausgleichen.

In den fettigen Bereichen bilden sich oft Pickel und Mitesser, die man natürlich nicht mit stark fettenden Cremes, sondern besser mit Jojobaöl und *Lavendel, Tea-Tree* und *Zitrone* behandelt. Die besonders trockenen Stellen behandelt man zusätzlich (wie bei der trockenen Haut) ausgiebig mit warmem Mandelöl, Weizenkeimöl, Kakaobutter und *Bergamotte*. Beide Bereiche gemeinsam kann man mit *Römischer Kamille, Rose, Bergamotte* und/oder *Lavendel* sowie Hamameliswasser und Jojobaöl pflegen.

# Alternde Haut

Die alternde oder reife Haut ist gekennzeichnet durch Feuchtigkeitsverlust und fortgeschrittene Kollagenvernetzung, was sich in Falten oder Runzeln zeigt. Sie sind eine normale Folge des Alters und verschiedenster Einflüsse, die bereits beim Aufbau der Haut erläutert wurden (siehe S. 115). Alternde, müde Haut ist wie der Alterungsprozeß selbst eine normale Erscheinung. Wer jedoch bereits mit 30 Jahren eine solche Haut hat, sollte sich zu Recht Sorgen um die Hautbeschaffenheit machen. Bevor man ein aufwendiges Pflegeprogramm beginnt, sollte man sich kritisch mit der Ernährungsweise, dem Konsum von Alkohol, Nikotin und Koffein, der Frischluftzufuhr und Bewegung, der psychischen

Situation sowie dem täglichen Streß auseinandersetzen. Durch eine Reduzierung der Streßfaktoren wird sich der Zustand der Haut bestimmt auch ohne spezielle Kosmetik bessern.

Unterstützend führt man der reifen Haut Feuchtigkeit und Sauerstoff zu. Dazu eignen sich Packungen oder heiße Kompressen. Die regelmäßige Rubbelmaske (facial scrub) löst Verhärtungen in der Haut, indem sie den Lymphfluß und die dem Alter entsprechende verminderte Durchblutung anregt. Dadurch werden Abfallstoffe schneller abtransportiert, Nährstoffe zu den Zellen geleitet, und die Hautzellen erneuern bzw. schuppen sich in einem normalen Rhythmus ab. Für die alternde Haut ist eine intensive, regelmäßige Reinigung mit tonisierenden Ölen sehr wichtig. Immer zielt die Pflege darauf ab, die Haut zu beleben. Dies wird, neben der Anwendung der entsprechenden ätherischen Öle, durch eine sanfte Gesichts- oder kräftige Kopfhautmassage erreicht. Bei der Herstellung der Kosmetik sollte man für die reife Haut Avocado-, Jojoba- und Keimöle verwenden. Vor allem die zellregenerierenden (zytophylaktischen) Öle *Neroli* und *Lavendel* leisten hier gute Dienste. *Neroli* gilt als verjüngendes Öl. Für die Pflege der alternden Haut eignen sich *Fenchel, Karottensamen, Lavendel, Myrrhe, Neroli, Orange, Patschuli, Rose, Sandelholz, Vetiver, Weihrauch* und *Zypresse.* Auch *Bergamotte, Geranie* und *Jasmin* sind gut, da sie die Produktion der Talgdrüsen anregen oder ausgleichen, wenn die Haut zu trocken ist.

## Unreine Haut

Durch mangelhafte Reinigung, Luftverschmutzung, schlechte Ernährung, Klimawechsel, schlechte Verdauung, Genuß von Nikotin, Koffein, Medikamente und psychische Belastung können Pickel und Mitesser entstehen. Diese sind die Kennzeichen der unreinen Haut.

Geringfügig unreine Hautstellen betupft man mit unverdünntem

*Lavendel, Zitrone* oder *Tea-Tree*. Nach einem Dampfbad drückt man die Pickel vorsichtig aus und tupft etwas *reinen Alkohol* oder *Tea-Tree* darauf. Bei stark unreiner Haut sind warme Kompressen mit den genannten ätherischen Ölen sowie auch *Petersilie* sehr hilfreich. Regelmäßig einmal in der Woche ist eine Reinigungsmaske mit *Lavendel, Tea-Tree* und *Thymian* oder *Salbei, Petersilie* und *Rosmarin* aufzutragen. Diese Mischung ist antiseptisch, regt die Hautfunktionen an, reinigt die Haut und lindert Entzündungen. Zur Pflege der Gesichtshaut sollte man am besten Jojobaöl mit *Lavendel* und *Tea-Tree* oder *Zitrone* im Hautfunktionsöl, in der Creme oder Lotion verwenden. Diese Öle sind antiseptisch und reinigend. Ist die unreine Haut gleichzeitig fettig, so liegt eine Talgüberproduktion vor, die auch Ursache der Pickel und Mitesser ist. In diesem Fall sollte man bei der Pflege zu *Bergamotte* greifen.

## Falten und Runzeln

In einer Zeit, da Jugendlichkeit von der Werbung vieler Industrien als das erstrebenswerte Ziel und als unabdingbare Voraussetzung für Erfolg, Wohlbefinden, Anerkennung und Beliebtheit suggeriert wird, läßt es sich schlecht mit Falten leben. Sie haben mittlerweile erfahren, wodurch sie entstehen. Es gibt aber noch einige weitere Gründe. Ärger, Sorgen, Angst und Kummer hinterlassen als sogenannte »Kummerfalten« ihre Spuren im Gesicht – Folgen von Verspannungen und Verhärtungen. Muskelverspannungen kann man gut mit einer Gesichtsmassage oder Shiatsumassage, die später erläutert werden, abhelfen. Eine andere Ursache ist häufiges Lachen, das »Lachfalten« verursacht. Beim Lachen werden jedoch wesentlich weniger Muskeln im Gesicht beansprucht als bei Ärger, Wut und Angst. Im Gegenteil, Lachen entspannt. Aber was würden wir denn empfinden, wenn wir einem alten Menschen begegnen, der *keine* Falte hat? Das ganze Faltengetue der Kosmetikindustrie nutzt nur ihr und hat zu keinen längerfristigen Erfolgen geführt.

Wenn Ihre Falten und Runzeln Sie stören, behandeln Sie diese mit reiner Kakaobutter, warmem Jojoba-, Mandel- oder Weizenkeimöl, das man leicht auftupft; außerdem können Sie eine spezielle Faltencreme aus *Karottensamen* und *Weihrauch* oder *Neroli* auftragen.

## Empfindliche Haut

Die empfindliche, sensible Haut reagiert stärker als alle anderen Hauttypen auf viele Substanzen in Medikamenten und synthetischer Kosmetik, auf Schmutz, toxische Stoffe, Witterungseinflüsse, hormonelle Veränderungen, Streß, psychische Belastungen, Ernährungsfehler, mangelnde Bewegung, Sauerstoffmangel und trägen Stoffwechsel. Menschen, die das sogenannte »dicke Fell« nicht haben, leiden meistens unter einer sensiblen Haut. Symptomatisch sind starke Spannungszustände und nervöse Unruhe. Aber nur selten lassen sich die wahren Ursachen eindeutig feststellen.

Dieser Hauttyp verlangt eine genaue Beobachtung, *wann* die Irritationen auftreten. Die Symptome sind Hautrötungen, Entzündungen bzw. Dermatitis (auch als Folge des prämenstruellen Syndroms – also vorübergehender Natur) und Hautjucken. Die Pflege kann man vereinfacht so beschreiben: Alles, was nicht zu heiß, zu lange, zu fettig, zu stark und zu häufig auf die Haut einwirkt, kann ihr nicht schaden. Das gilt besonders für den Gebrauch von Seife und Shampoo. Am besten sollte man überhaupt keine oder nur eine möglichst milde, fette und alkalifreie Seife benutzen. Für diesen Hauttyp nimmt man feine Düfte wie *Jasmin, Rose* oder *Orange* und ein hautberuhigendes Öl wie *Römische Kamille*. Die wirkungsvollste Pflegemethode kann man nur durch Probieren herausfinden. Eine Umstellung der Lebens- und Ernährungsgewohnheiten wirkt sich oft positiv aus.

## Müde Haut

Infolge von mechanischen Einwirkungen, schlechter Ernährung, Sauerstoffmangel, Schlafmangel, Klimawechsel, intensivem Nachtleben, Alkohol- und Nikotin- sowie sonstigem Drogenmißbrauch wird die Haut häufig farblos und müde. Neben der entsprechenden Pflege braucht der hoffentlich nur vorübergehende Zustand dieser Haut eine Anregung.

Kompressen, Dampfbäder, Masken und Gesichtswässer mit *Muskatellersalbei, Orange, Petersilie, Salbei, Rosmarin* oder *Zitrone* beleben die Haut, und die Gesichtsfarbe kehrt zurück. Etwas Obstessig im Gesichtswasser und eine kräftige Kopfhautmassage wirken Wunder.

## Babyhaut

Die Babyhaut ist sehr empfindlich und noch nicht voll entwickelt. Sie ist nicht widerstandsfähig, und der Säureschutzmantel funktioniert noch nicht wie bei einem Erwachsenen.

Diese Haut und ihre Irritationen oder Entzündungen (wunde Körperregionen, rauhe Gesichtshaut, schuppiger Ausschlag, Milchschorf) behandelt man nicht wie bei den meisten fertigen Babyölen mit Mineralölen, sondern mit Jojoba- und Mandelöl und einigen Tropfen ätherischer Öle. Ihr Anteil in Hautölen und -cremes sowie im Pflegebad muß aber auf wenige Tropfen beschränkt bleiben. Machen Sie Ihrem Kind eine Freude mit einem süßlich duftenden Pflegebad, z. B. mit *Mandarine* oder *Orange*. Pflegeöle für die Baby- und Kinderhaut sind *Römische Kamille* und *Rose*. Diese Öle haben eine milde, heilende Wirkung.

Die folgende tabellarische Übersicht faßt die Pflegeanwendungen der Öle für die hier besprochenen Hauttypen zusammen und informiert Sie zusätzlich über Behandlungsmöglichkeiten von Hauttypen, auf die hier nicht näher eingegangen werden konnte.

| | allgemeine Pflege | alternde Haut | Babyhaut | chronisch entzündliche H. | dehydrierte Haut | empfindliche Haut | Falten | fette Haut | Mischhaut | müde Haut | normale Haut | rauhe Haut | Runzeln | schlaffe Haut | trockene Haut | unreine Haut | verstopfte Haut | wässrige Haut |
|---|---|---|---|---|---|---|---|---|---|---|---|---|---|---|---|---|---|---|
| Anis | | | | | | ● | | | | | | | | ● | ● | | | |
| Basilikum | | | | | | | | | | | | | | | | | ● | |
| Bergamotte | ● | | | | | | | ● | ● | | ● | | | | | | | |
| Fenchel | | ● | | | | | ● | | | | | | | ● | ● | | | |
| Geranie | ● | | | ● | ● | | | ● | | | ● | | | | ● | | | |
| Immortelle | | | | | | | | | | | | ● | | | | | | |
| Jasmin | ● | | | | ● | | | | | | | | | | ● | | | |
| Kamille, Römische | | | ● | | ● | | | | ● | | | | | | ● | | | |
| Kampfer | ● | | | | | | | ● | | | | | | | | | | |
| Karottensamen | | | | | ● | | | | | | | | | ● | ● | | | |
| Lavendel | ● | ● | | | | | | ● | ● | | ● | ● | | | ● | ● | | |
| Melisse | ● | | | | | | | | | | | | | | | | | |
| Muskatellersalbei | ● | | | ● | | | | | | ● | | | | | ● | | | ● |
| Myrrhe | | ● | | | | | | | | | | | | | | | | |
| Myrte | ● | | | | | | | | | | | | | | | | | |
| Neroli | ● | | | | | ● | | | | | ● | | ● | | | | | |
| Orange | ● | | ● | | | ● | | ● | ● | | | | | | | | | |
| Patschuli | | ● | | | | | | | | | | | | ● | | ● | | ● |
| Petersilie | | | | | | | | | | ● | | | | | | | ● | |
| Pfefferminz | | | | | | | | ● | | | | | | | | | | ● |
| Rose | ● | ● | ● | | | ● | | ● | | | ● | ● | | | | ● | | |
| Rosenholz | ● | | | | | | | | | | ● | | | | | ● | | |
| Rosmarin | | | | | | | | ● | | ● | | | | | | | ● | |
| Salbei | | | | | | | | | | ● | | | | | ● | | ● | |
| Sandelholz | ● | | | ● | ● | | | ● | | | | ● | | | | | ● | |
| Tea-Tree | | | | | | | | | | | | | | | | | ● | |

| | allgemeine Pflege | alternde Haut | Babyhaut | chronisch entzündliche H. | dehydrierte Haut | empfindliche Haut | Falten | fette Haut | Mischhaut | müde Haut | normale Haut | rauhe Haut | Runzeln | schlaffe Haut | trockene Haut | unreine Haut | verstopfte Haut | wässrige Haut |
|---|---|---|---|---|---|---|---|---|---|---|---|---|---|---|---|---|---|---|
| Thymian | | | | | | | | | | | | | | | | ● | | |
| Vetiver | | ● | | | | | | | | | | | | | | | | |
| Wacholder | | | | | | | | ● | | | | | | | | | ● | ● |
| Weihrauch | | ● | | | | | ● | ● | | | | | | ● | | | | |
| Ylang Ylang | ● | | | | | | | ● | | | | | | | ● | | | |
| Zeder | ● | | | | | | | ● | | | ● | | | | ● | | | ● |
| Zitrone | ● | | | | | | | ● | | ● | | | | | | ● | ● | |
| Zypresse | | ● | | | | | ● | ● | | | | | | ● | | | | ● |

# Irritationen und Krankheiten von Haut und Gewebe: Merkmale und Behandlung mit ätherischen Ölen

Nach den Hauttypen wenden wir uns jetzt den Hautirritationen und Krankheiten der Haut und des Gewebes zu. Nach Ansicht der Hautärzte haben mindestens 30% der Hautkrankheiten psychosomatische Ursachen. Weitere Faktoren sind Umwelteinflüsse, mangelnde oder falsche Pflege, synthetische Pflege- und aggressive Reinigungsmittel.

## Seborrhöe

Die Seborrhöe tritt bei sehr vielen Menschen auf und äußert sich durch zwei entgegengesetzte Hautbilder, entweder durch eine sehr fette oder eine sehr trockene Haut mit massiver Schuppenbildung. Beide Hautreaktionen sind die Folge eines aus dem Gleichgewicht geratenen Stoffwechsels, was auf hormonellen Fehlsteuerungen (Zyklusstörungen der Frau), Verdauungsproblemen, falscher Ernährungsweise, Streß und anderen Einflüssen beruht.

Die *ölige Seborrhöe* ist die Folge ererbter gesteigerter Talgdrüsenfunktion, d.h., es wird zuviel Talg produziert, und die Talgfettzusammensetzung stimmt nicht. Dadurch wird die Haut überfettet, der Säurehaushalt gestört, Infektionen und Akne werden begünstigt, die Poren erweitern sich durch den übermäßigen Hauttalg, die Haut bekommt einen Fettglanz. Deshalb muß die Talgproduktion gebremst werden, z. B. mit Hilfe ätherischer Öle. Wie die fette Haut sind seborrhoische Stellen gründlich mit *Kampfer, Pfefferminz, Wacholder* und *Zitrone* zu reinigen, aber nicht gewaltsam mit Alkohol auszutrocknen. Alkohol in den Reinigungsmitteln darf nur gering dosiert angewendet werden. Eine übermäßige, starke Austrocknung regt die Talgdrüsen hinterher noch mehr an, und die Haut wird noch öliger. Ein geeignetes Hautfunktionsöl (oder -creme) sollte aus einer Mischung von infektionshemmenden und aknewirksamen Ölen *(Lavendel, Tea-Tree, Zitrone)* mit die Talgdrüsenfunktion verlangsamenden Ölen *(Bergamotte, Geranie, Ylang Ylang, Zitrone)* bestehen. Gegebenenfalls sind geringfügige Infektionen und Akne mit einem speziellen Mittel lokal zu behandeln.

Die *trockene Seborrhöe* beruht auf einer verstärkten Produktion und gleichzeitig einem verlangsamten Abbau der Hautschuppen der Oberhaut. Das führt zu einer Verstopfung der Ausführungskanäle und zu gesteigerter Talgproduktion, der Verhornungsprozeß der Oberhaut wird beschleunigt, die Zellen sterben schneller ab und lagern sich zusammen mit dem Hauttalg auf der Haut ab. Als Folge bilden sich Mitesser, die Haut ist trocken, schuppig und sieht fahl aus, u. a. bedingt durch mangelnde periphere Durchblutung, die oft bei diesem Hauttyp gleichzeitig auftritt. Wie bei der trockenen Haut empfehlen sich hier zur Öffnung der Ausführungskanäle Masken, Rubbelmasken und feuchtwarme Kompressen. Hautfunktionsöle sollten mindestens 10% Vitamin-E-Öl oder Weizenkeimöl und *Lavendel* und *Bergamotte* enthalten. Ergänzend ist Vitamin A einzunehmen bzw. auf eine entsprechend vitaminreiche Ernährung zu achten.

Beide Hautbilder treten oft gleichzeitig auf, weshalb man bei oberflächlicher Betrachtung auf eine Mischhaut schließen könnte, die aber nicht – wie die seborrhoische Haut – zu verstärkter Akne neigt. Bei beiden Hautbildern werden in der Pflegekosmetik pflanzliche Öle mit den Vitaminen A und E sowie die Einnahme dieser Vitamine empfohlen.

# Akne

Die Akne ist eine Erkrankung der Haut und tritt hauptsächlich in der Pubertät als Pubertätsakne oder als menstruelle Akne bis zur Menopause auf. Ihre Ursache ist eine hormonelle Veränderung durch die einsetzende Funktionstätigkeit der Keimdrüsen/ Eierstöcke oder den Menstruationszyklus. Gelegentlich tritt die Akne auch erst zu Beginn der Menopause bei Frauen auf. Wie bereits erwähnt, verursachen oder fördern auch eine stark östrogenhaltige Pille und Nahrungsmittel mit östrogenartigen Substanzen die Akne. Mangelhafte Reinigung der Haut, falsche Ernährung (tierische Fette, Zucker, Kaffee, Tee, Gewürze, Sahne), schlechte Verdauung, Klimawechsel (Reisen), ererbte Hautempfindlichkeit, psychischer Streß, Nikotin, Alkohol und Medikamente können ebenfalls eine Akne hervorrufen oder diese begünstigen. Bei Jugendlichen wirken häufig mehrere Ursachen zusammen: Die Keimdrüsen beginnen Sexualhormone auszuschütten, was zu einer hormonellen Veränderung im ganzen Körper führt. Schweißdrüsen und Poren erhalten einen Entwicklungsschub, es wird plötzlich mehr Fett produziert, Schweiß und Fett bekommen durch die Sexualhormone erotisierende Duftstoffe. Gleichzeitig kommen Jugendliche mit alkoholischen Getränken, Zigaretten und Drogen in Berührung, was der Haut abträglich ist. Psychische Belastungen wie Angst, Erfolgs-, Anerkennungs- und Schulstreß usw. tun ein übriges. Verändert sich dann durch eine Akne das Hautbild negativ, wird der psychische Streß noch erhöht. In diesem Fall sollte eine Behandlung nicht nur die Heilung der Akne, sondern auch des Gemüts, z. B. durch die Wahl antidepressiver, angenehmer Düfte, zum Ziel haben. Psychischer Streß ist auch bei Frauen zu beobachten, deren Hautbild sich regelmäßig monatlich verschlechtert oder die sogar ständig unter der Akne leiden.

Akne ist eine Erkrankung der Talgdrüsen und Haarfollikel, die auf einer Talgüberproduktion und der Entstehung von Bakterien in den Talgdrüsen beruht. Der überschießende Talg kann durch den stark verhornten Ausgang nicht schnell genug abfließen und verstopft diesen. Zuerst bildet sich gelber Talg, der dann unter Luftzufuhr langsam schwarz wird. Für uns sichtbar tritt ein Mitesser (Komedo) auf, oder es bilden sich entzündete, eitrige Spitzen und Hügel mit darunterliegenden blauroten, schmerzhaften Knötchen. Die Talgdrüsen produzieren weiter Talg. Allmählich wird der Druck des in das Bindegewebe übertretenden Talgs spürbar. Schließlich entzündet sich das Bindegewebe, Abszesse, Knoten oder Pusteln entstehen. Bei der menstruellen Akne ist außerdem der prämenstruelle Wasserstau im Gewebe mit starken Spannungsgefühlen zu erwähnen. Alle Erscheinungsformen der Akne können häßliche Narben hinterlassen.

Die Behandlung der Akne zielt auf eine Reduzierung des Talgs, auf Heilung der Infektionen, Anregung des Lymphflusses und Blutkreislaufs, auf den Abbau von Schlacken und toxischen Stoffen in der Haut ab. Das beginnt mit der richtigen Ernährung (Vitamin E, $B_6$) und viel Bewegung, frischer Luft und Sonne. Die Aknehaut läßt sich mit *Kampfer, Pfefferminz* und/oder *Wacholder* reinigen. Regelmäßige Masken mit Zink und Schwefel sind hilfreich. Die Masken sollten entzündungshemmende und reinigende Öle wie *Kampfer, Cajeput, Niaouli* oder *Tea-Tree* enthalten. Mit Schälmasken (Peeling) löst man die oberste Hautschicht, öffnet die Pickel, reinigt die Poren, regt die Zirkulation an, wodurch der Talg abfließen kann. Ein zur täglichen Pflege verwendetes Hautfunktionsöl sollte *Bergamotte, Geranie, Kampfer, Tea-Tree* und *Lavendel* enthalten. Zusammen wirken diese Öle beruhigend, antibakteriell, antiseptisch, adstringierend, zytophylaktisch, heilend und regulieren die Talgproduktion. Der antidepressive Duft von Bergamotte hellt dabei zusätzlich das Gemüt auf. Das Öl oder die Creme sollte Jojobaöl und mindestens 10% Weizenkeimöl und/oder Vitamin-E-Öl enthalten. Weitere wirksame Öle sind *Römische Kamille, Rose* und *Patschuli*. Machen Sie mit diesen Ölen regelmäßig warme Kompressen. Bei einer starken Entzündung können *Tea-Tree* und *Lavendel* örtlich auch pur aufgetragen werden. Alternativ kann man eine spezielle Akneheilsalbe mit 3% ätherischem Öl anwenden (siehe Seite 159). Unterstützend sollten aromatische

Bäder in *Geranie* und *Rosmarin* genommen werden, um den Blutkreislauf und das Lymphsystem generell anzuregen. Das hilft die Wasseransammlung im Gewebe abzubauen und die Entschlackung bzw. Entgiftung zu beschleunigen. Frische Aknenarben können mit einer Mischung aus *Weizenkeimöl, Neroli* und *Lavendel,* die zellregenerierend wirken, behandelt werden. Mit dieser Mischung erreicht man eine bessere Vernarbung und vermeidet häßliche, große Narben.

## Hautentzündung

Entzündungen beruhen auf Verletzungen, schlecht heilenden Wunden, Überbeanspruchung, Bakterien und toxischen Stoffen, die in die Haut eingedrungen sind. Die Entzündung ist sozusagen ein Hilferuf nach Beachtung und Pflege.
Das entsprechende Hautfunktionsöl sollte *Blaue Kamille* und wahlweise *Benzoe, Immortelle* oder *Ysop* enthalten. Schlecht heilende Wunden behandelt man mit einer entzündungshemmenden und wundheilenden Salbe, der *Lavendel* oder *Myrrhe* beigemischt ist. Diese Öle sollte man auch in kühlen, aromatischen Bädern bei Dermatitis und Oberflächenentzündungen anwenden. Ist die Entzündung von einer schmerzhaften Schwellung begleitet, macht man eine heiße Kompresse mit *Lavendel* und einem der zuerst genannten Öle.

## Hautjucken

Wie das Jucken wirklich zustande kommt, ist bisher noch nicht völlig geklärt. Wir wissen lediglich, daß einige der vielen Millionen Nervenenden als Juckrezeptoren wirken. Wir reagieren auf Jucken mit Kratzen, woraufhin diese Rezeptoren einen leichten Schmerz melden, der das Jucken vorübergehend überlagert. Hautjucken ist ein weitverbreitetes Symptom, das sich besonders nach dem Baden, Duschen oder Schwimmen zeigt. Viele Menschen leiden am ganzen Körper unter Juckreiz. Dieser wird meist durch psychische Belastungen (man möchte »aus der Haut fahren«) und aggressive, waschaktive Substanzen (in synthetischen Seifen, Shampoos, Duschgels, Badezusätzen und Waschmitteln) sowie durch andere chemische Stoffe (Chlor in öffentlichen Bädern und im Leitungswasser) verursacht. Diese Substanzen reizen die Haut so stark, daß der Säureschutzmantel angegriffen und gänzlich zerstört werden kann, wenn die schützende Talgschicht abgewaschen wird. Haut und Haare leiden besonders unter dem stark gechlorten Wasser der öffentlichen Badeanstalten. Hier muß man sich unbedingt anschließend gründlich duschen und eincremen.

Gegen Hautjucken helfen *Benzoe, Jasmin, Römische Kamille, Lavendel, Pfefferminz, Sandelholz* und *Zeder* in aromatischen Bädern, Hautfunktionsölen und Lotions. An erster Stelle möchte ich Römische Kamille und dann Lavendel empfehlen. Kamille ist ein relativ teueres, aber sehr wirksames Öl. Sind nur kleine Hautbezirke von häufigem Juckreiz befallen, kann man ausnahmsweise das ätherische Öl auch pur auftragen.


## *Ekzeme*

Trockene und feuchte Ekzeme sind Entzündungen, die häufig von einem Juckreiz begleitet sind. Die Ursachen können eine übersensible Haut, Allergien, psychische Belastungen, Witterungseinflüsse und Übermüdung sein. In den meisten Fällen handelt es sich um eine psychosomatische Irritation der Haut. Jede Reizung der Haut durch rauhe Kleidungsstoffe, aggressive Waschmittel und Chlorwasser begünstigt die Entwicklung von weiteren Ekzemen.

Feuchte Ekzeme behandelt man mit *Wacholder*, trockene Ekzeme mit *Bergamotte, Geranie, Römischer Kamille, Lavendel* und *Melisse*. Diese Öle wirken gleichzeitig über den Geruchssinn beruhigend und nervenstärkend. Römische Kamille sowie

Lavendel bekämpfen den auftretenden Juckreiz, Bergamotte und Römische Kamille hemmen die Entzündung. Die ideale Mischung ist also Lavendel, Römische Kamille und Bergamotte. Bei starker Ekzembildung am ganzen Körper erzielt man die beste Wirkung durch ein aromatisches Bad. Bei geringfügiger Ekzembildung macht man eine Kompresse oder mischt sich etwas Hautfunktionsöl, denen man *Weihrauch* oder *Rose* zufügen kann, wenn sich Schorf bildet oder eine Blutung zeigt.

## Herpes

Die dicke Lippe oder die lästigen Bläschen, die sich bei besonders anfälligen Menschen regelmäßig im Bereich der Lippen, Wangen und Nase bilden, sind eine Hauterkrankung aufgrund einer Virusinfektion. Man vermutet, daß starke Sonnenstrahlung diese Erkrankung fördert. Deshalb sollten Menschen, die zu Herpes neigen, ihr Gesicht vor starker UV-Strahlung schützen. Das ist die einfachste und sicherste Methode der Vorbeugung gegen Herpes.

Der Heilungsprozeß des Gesichtsherpes, auch Herpes I genannt, kann mit purer *Melisse,* die 3mal täglich aufgetupft wird, erheblich abgekürzt werden. Auch *Bergamotte, Eukalyptus* oder *Tea-Tree* können angewendet werden. Andere Alternativen sind Zinkoxid-Salbe oder Zinksulfat. Melisse wurde nach neuesten Forschungsergebnissen bei allen Herpesformen erfolgreich getestet und kann auch bei Herpes II, der an After und Genitalien auftritt, angewendet werden. Diese sollte man mit einer Heilsalbe mit *Melisse* und *Rose* im Verhältnis 3:1 behandeln. (Diese Behandlung eignet sich auch für den Herpeszoster oder Gürtelrose.)

# Schuppenflechte (Psoriasis)

Die Schuppenflechte ist eine Hautverdickung, die durch chemische und mechanische Irritationen, Stoffwechselstörungen, Klimawechsel, jedoch in den meisten Fällen durch seelische Belastungen, z. B. tiefe Traurigkeit und Enttäuschung, verursacht wird. Der Körper baut eine dicke Schutzbarriere zur Umwelt auf. An der Schuppenflechte leiden also oft sehr empfindsame Menschen, die ihre Umwelt als lebensfeindlich erfahren.

Die Hautverdickungen befinden sich meistens an den Ellenbogen, Knien, Handtellern, Fußsohlen, um die Fingernägel herum und auf dem Kopf. Sie können sich bis in das Bindegewebe zu den Knochen ausweiten und sind äußerlich als weißgelbe Erhebung erkennbar. Es gibt keine gesicherte Behandlungsmethode. Empfohlen wird die Behandlung mit *Zeder* und *Wacholder* in Hautfunktionsölen, UV-Bestrahlung und Vitamin A, was aber nur die Symptome bekämpft und nicht die Ursache! Angebrachter erscheint hier eine psychotherapeutische Behandlung oder eine Veränderung der Grundeinstellung zur Umwelt.

# Rote, erweiterte Äderchen (Teleangiektasien)

Durch eine Schwäche der feinen Blutgefäße und durch Blutandrang in den Gefäßsystemen der Haut entstehen auf der Hautoberfläche sichtbare rote Äderchen – eine Folge gebrochener Kapillargefäße. Ihre Bildung wird durch scharfe Speisen, Alkohol, Nikotin, Koffein, Schadstoffe in der Luft, Verdauungsstörungen, nervliche Belastung, Störungen der Schilddrüse und Vitamin-C-Unterversorgung begünstigt.

Man kann zur Gefäßverengung *Neroli, Petersilie, Rose* oder *Römische Kamille* in einem Hautfunktionsöl oder in einer Creme verwenden. Diese Behandlung erfordert viel Zeit, und der Erfolg ist nicht sicher. Empfohlen wird auch eine Anregung der Durchblutung der Haut durch Gesichtsmasken mit *Wacholder, Kampfer* oder *Rosmarin.*

## Sommersprossen

Sommersprossen sind eine Laune der Natur und finden sich meistens bei hellhäutigen Menschen. Sie sind kein Makel, sondern eine ganz natürliche Pigmentansammlung zum Schutz empfir icher, zarter, heller Haut. Wer sie trotzdem behandeln will, kann mit *Zitrone* oder *Zwiebel* einen bleichenden Effekt auf der Haut erzielen.

## Altersflecken

Diese Pigmentansammlung unterschiedlicher Form und Intensität tritt als natürliche Entwicklung bei alternder Haut auf. Sie wird durch starke UV-Bestrahlung und Verwendung von Alkohol in Parfüms, Eau de Cologne, Reinigungskosmetik usw. begünstigt. Sie können mit Vitamin-E- und Zitronenöl lokal behandelt werden, aber ein Behandlungserfolg stellt sich, wenn überhaupt, nur nach langer, regelmäßiger Anwendung ein. Altersflecken sollte man als natürliche Alterserscheinung akzeptieren.

## UV-Strahlung, Sonnenbrand

Die natürliche UV-Strahlung der Sonne ist für viele Körperfunktionen wichtig. Sonnenlicht regt die Atmung, den Kreislauf, den allgemeinen Stoffwechsel, das endokrine Drüsensystem und den Aufbau von Vitamin D an. Dieses Vitamin ermöglicht die Verwertung von Kalzium aus der Nahrung für die Festigung der

Knochen, die Erhaltung der Zähne, Bänder und Sehnen. Unser Sonnenhunger nach langen Phasen der Dunkelheit beruht auch auf der Reaktion des Hormonsystems, insbesondere der Sexualhormone, die unser Verlangen nach Hautkontakt, Zärtlichkeit und Sexualität steigern.

Die Melanozyten der Haut produzieren bei Einwirkung von UV-Strahlen das Schutzpigment Melanin. Das führt zu einer äußerlich sichtbaren Bräunung der Haut. Um die Bräunung zu fördern, werden von den Kosmetikherstellern Mittel mit phototoxischen bzw. photoallergischen Zitrusölen, z. B. *Zitrone* und *Bergamotte,* angeboten. Diese Öle fördern die Bräunung bei UV-Strahlung, sollten jedoch nicht bei sehr starker Sonnenstrahlung angewendet werden, denn sie können möglicherweise dunkle Flecken verursachen. Für die Bräunung der Haut ohne starke UV-Strahlung kann man *Karottensamen* in Cremes oder Ölen nehmen.

Bei zuviel UV-Strahlung bekommen wir einen Sonnenbrand. Er zeigt sich als Schwellung der geröteten Haut und kann zu Bläschen oder große Blasen, die mit Flüssigkeit gefüllt sind, führen. Im Extremfall kommt es sogar zu örtlichem Gewebetod oder schwarzem Krebs. Durch extreme UV-Strahlung können Schäden in der Desoxyribonukleinsäure (DNS) entstehen, wodurch verfälschte Informationen zum Aufbau neuer Zellen bei der Zellteilung gegeben werden, die möglicherweise bösartige Hautveränderungen oder Krebs zur Folge haben. Zum Schutz beim Sonnenbaden kann man *Haselnuß-, Sesam-, Weizenkeim-* und *Vitamin-E-Öl* mit *Karottensamen* und *Lavendel* nehmen. Das Öl sollte etwa 30 Minuten vor dem Sonnenbad aufgetragen werden. Bei Sonnenbrand lindert ein Bad oder Hautöl mit *Lavendel, Pfefferminz* oder *Zitrone.* Da das Haar unter starker Sonnenbestrahlung austrocknet, sollte es etwa 15 Minuten vor der Haarwäsche mit einer Haarkur aus *Mandelöl, Rosmarin, Salbei* und *Zeder* behandelt werden. Als Après-Sun-Behandlung empfiehlt sich ein warmes Bad mit *Lavendel, Zitrone* und *Mandelöl* oder ein entsprechendes Körperöl.

# Krampfadern

Die blauroten, geschwollenen Krampfadern sind eine Folge schwacher Zirkulation und mangelnder Elastizität in den Venenwänden und Membranen, so daß das Blut nicht zum Herzen zurückfließen kann. Es kommt zu Stauungen und schließlich zu Venenentzündungen und -erweiterungen. Diese nennt man Krampfadern (von »krumme Adern«). Bewegungsmangel und die Anlage zu weichem Bindegewebe fördern ihre Entstehung. Durch Druckverband, Verödung oder Operation können Krampfadern beseitigt werden. Besser ist es natürlich, dem vorzubeugen. Wenn Sie ein schwaches Bindegewebe haben und sich wenig bewegen, müssen Sie Gefäßen, Gewebe und Muskeln auf eine andere Art »Beine machen«. Durch Massagen, Trockenbürsten und Bäder mit bestimmten Essenzen können Sie die Durchblutung und den Lymphstrom anregen. Damit werden auch Flüssigkeitsansammlungen und Schlacken aufgelöst, abtransportiert und ausgeschieden. Massagen werden mit *Zypresse, Zitrone* und *Calendulaöl* durchgeführt, wobei um die Krampfader herum, aber nie sie selbst massiert wird. Die Beine sind nach der Massage hochzulegen. Unterstützend sind Einreibungen der Beine oder aromatische Bäder (Sitzbäder) mit *Rosmarin, Salbei* und *Wacholder* angebracht. Die Behandlung ist nur erfolgversprechend, wenn man die Massage über einen längeren Zeitraum täglich durchführt (Rezepte siehe S. 206).

# Zellulitis

Die ungeliebte Orangenhaut der Frauen, die sich an den Oberschenkeln, den Hüften und dem Gesäß bildet, ist ein schlaffes, schwammiges Gewebe. Wenn man die Haut an diesen Stellen zusammendrückt, sieht sie wie die Oberfläche einer Orange aus. Die Ursachen sind Lymphstau, verminderter Abfluß von Schlacken und Giften, Wasserstau im Bindegewebe und eine Vermehrung des Fettgewebes. Zellulitis ist oft verbunden mit dumpfem Schmerz, Schwere- und Spannungsgefühlen sowie Schmerzempfindlichkeit bei Druck oder Stoß. Sie ist keine Krankheit im engeren Sinn.

Die Behandlung zielt auf Entwässerung, Fettreduzierung und Aktivierung der Bindegewebsfunktionen und Durchblutung ab. Die Einnahme von Vitamin E, Inosit-Phosphatiden und Cholin reguliert den Wasserhaushalt der Zellen und wirkt der Verfettung entgegen. Natürlich sind regelmäßiges Jogging und Bein- oder Hüftgymnastik eine sinnvolle Ergänzung. Die Naturkosmetik empfiehlt eine tägliche Massage der betroffenen Körperstellen und 2mal wöchentlich aromatische Bäder mit den Stoffwechsel und die Zirkulation stimulierenden, entwässernden Ölen. *Fenchel, Wacholder* und *Zypresse* wirken entwässernd; *Geranie, Petersilie, Rosmarin, Orange, Origano* und *Salbei* tonisieren, regen Zirkulation und Stoffwechsel an (Rezepte dazu siehe S. 210).

Die folgende Tabelle gibt Ihnen einen zusammenfassenden Überblick über die Heilanwendungen der Öle bei Irritationen und Krankheiten von Haut und Gewebe; auch hier finden Sie zusätzlich Behandlungsmöglichkeiten für nicht im Text genannte Funktionsstörungen.

| | Akne | Aknewunden | Allergie | Dermatitis | Ekzeme, feuchte | Ekzeme, trockene | Flechten | Furunkel | Geschwüre | Gürtelrose | Hautentzündung | Hautjucken | Herpes | Krampfadern | Schorf | Seborrhöe | Sommersprossen | Sonnenbrand | Teleangiektasien | Verbrennungen | Wunden, entzündete | Wundheilung | Zellulitis |
|---|---|---|---|---|---|---|---|---|---|---|---|---|---|---|---|---|---|---|---|---|---|---|---|
| Benzoe | | | | | | | | | • | | • | • | | | | | | | | | | | |
| Bergamotte | • | | | | • | | | | • | | • | | • | | | | | • | | | | • | |
| Calendula | | | | | | | | | | | | | | | | • | | | | | | | |
| Cajeput | • | | | | | | | | | | | | | | | | | | | | | | |
| Eukalyptus | | | | | | | | | • | | | • | | | | | | | | | | • | |
| Fenchel | | | | | | | | | | | | | | | | | | | | | | | • |

145

| | Akne | Aknewunden | Allergie | Dermatitis | Ekzeme, feuchte | Ekzeme, trockene | Flechten | Furunkel | Geschwüre | Gürtelrose | Hautentzündung | Hautjucken | Herpes | Krampfadern | Schorf | Seborrhöe | Sommersprossen | Sonnenbrand | Teleangiektasien | Verbrennungen | Wunden, entzündete | Wundheilung | Zellulitis |
|---|---|---|---|---|---|---|---|---|---|---|---|---|---|---|---|---|---|---|---|---|---|---|---|
| Geranie | • | | | | • | • | | • | | | | | | | | | | | | | • | | • |
| Immortelle | | | | | | | | | | | • | | | | | | | | | | • | | |
| Jasmin | | | | | | | | | | | • | • | | | | | | | | | | | |
| Kamille, Blaue | | | | | | | | | | | | | | | | | | | | | • | • | |
| Kamille, Römische | • | | • | | | | | • | • | | | • | | | | | | | | • | • | | |
| Kampfer | • | | | | | | | | • | | | | | | | | | | | • | • | | |
| Knoblauch | | | | | | | | | • | | | | | | • | | | | | | • | | |
| Lavendel | • | • | | | | • | | • | • | | • | • | | | | | | • | | • | • | • | |
| Melisse | | | • | • | | | | | | • | | | • | | | | | | | | | | |
| Muskatellersalbei | | | | | | | | | • | | • | | | | | | | | | | | | |
| Myrrhe | | | | • | | | | | • | | | | | | • | | | | | | • | • | |
| Myrte | • | | | | | | | | | | | | | | | | | | | | | | |
| Myrtenheide | | | | | | | | | | | | | | | | | | | | | • | • | |
| Neroli | | • | | | | | | | | | | | | | | | | | | • | | | |
| Niaouli | | | | | | | | • | | | • | | | | | | | | | | | | |
| Orange | | | | | | | | | | | | | | | | | | | | | | | • |
| Origano | | | | | | | | | | | | | | | | | | | | | | | • |
| Patschuli | • | | | • | | | | | | | • | | | | • | | | | | | | | |
| Petersilie | | | | | | | | | | | | | | | | | | | | • | | | • |
| Pfefferminz | • | | | | | | | | | | • | • | | | | | | | | | | | |
| Rose | | | | | | | | | • | | • | | • | | | | | • | | | | | |
| Rosmarin | | | | | | | | | | | | | | | • | | | | | | | • | • |
| Salbei | | | | | | | | | • | | | | | | • | | | | | | | • | • |
| Sandelholz | | | | | | | | | | | • | • | | | | | | | | | | | |
| Tea-Tree | • | | | | | | | | | | • | • | | | | | | | | | | | |
| Thuja | | | | | | | | • | | | | | | | | | | | | | | | |
| Thymian | | | | | | | | • | | | | | | | | | | | | | | • | |
| Wacholder | • | | | • | • | | | | | | • | | | | | • | | • | | | • | • | |
| Weihrauch | | | | | | | | | | | | | | | | | | | | | | • | |
| Ysop | | | | • | • | | | | | | • | | | | | | | | | | | • | |
| Zeder | • | | | • | • | | | | | | • | • | | | | | | | | | | | |
| Zitrone | | | | | | • | • | | | | | • | | | • | | • | • | | | | | |
| Zypresse | | | | | | | | | | | | | | | • | • | | | • | | | | • |
| Zwiebel | | | | | | | | • | • | | | | | | | | | • | | • | | | |

# Körperpflege mit ätherischen Ölen

## Hände und Nägel

Unsere Hände sind ein vielseitiges und wohl das am meisten benutzte »Werkzeug« unseres Körpers. Daher sind sie auf ihrer Unterseite mit einer dicken Hornschicht versehen, die sie vor Verletzungen und eindringenden Keimen, Säuren, Laugen und Schmutz schützt. Doch der körpereigene Schutz reicht nicht immer aus. Deshalb sollten wir unsere wichtigen Tast- und Greifinstrumente bei extremen äußeren Einwirkungen schützen und pflegen. Zur Reinigung nehmen wir *Zitrone,* zur Pflege *Römische Kamille, Lavendel* und *Rose*. Bei spröder, rissiger und verletzter Haut ist *Myrrhe* ein sehr gutes Mittel.

Die Nägel haben die Aufgabe, Hände und Füße zu schützen, indem sie uns den ersten sensorischen Kontakt vermitteln, und ihre Greiffähigkeit zu verstärken. Sie bestehen wie unsere Haare aus Horn (Keratin) und wachsen etwa 0,5 mm in der Woche, im Sommer schneller als im Winter. Gesunde Nägel sind elastisch, glänzen matt und sind leicht gewölbt. Weiße Monde und Rosafärbung sind Zeichen guter Durchblutung und optimalen Stoffwechsels. Risse, Rillen, weiße Flecken, blaurote Färbung usw. deuten dagegen auf hohen Blutdruck, toxische Stoffe im Stoffwechsel, mangelnde Darmtätigkeit und Kalziummangel hin. Um brüchige Nägel zu festigen, empfiehlt sich regelmäßiges Einweichen in *Zitrone* und *Zwiebel*. Geschmeidigkeit, Glanz und gutes Wachstum erreicht man mit *Lavendel, Sandelholz* oder *Zypresse*. Alle Pflegemaßnahmen führt man mit Pflanzenölen und einigen Tropfen ätherischer Öle durch (Rezepte zur Handpflege, -reinigung und Nagelpflege siehe S. 191 ff.).

# Füße

Was für die Hände gilt, trifft auch für die Füße zu. Es gibt wohl kaum einen Körperteil, der so stark belastet wird. Erstaunlicherweise pflegen die wenigsten Menschen ihre Füße und erwarten trotzdem, daß sie immer funktionieren. Das liegt wohl daran, daß wir eine sehr kopforientierte Gesellschaft sind.

Was können wir für unsere Füße tun? Als erstes empfehle ich regelmäßige und gründliche Massagen mit speziellen Funktionsölen, wie später unter »Schönheitsshiatsu« beschrieben (siehe S. 219). Fußbäder sind eine wahre Wohltat, besonders für die Menschen, die sehr viel stehen oder gehen müssen. Diese Bäder wirken auch gegen lästigen Fußgeruch. Bei Fußgeruch helfen vor allem *Fichtennadel* und *Zypresse*. Auch *Lavendel* und *Salbei* können genommen werden. Für schmerzende und müde Füße eignen sich *Lavendel, Muskatellersalbei, Pfefferminz, Wacholder* oder *Rosmarin*. Wenn Sie unter starkem Fußgeruch und Schmerzen leiden, sollten Sie sich aus diesen Ölen eine spezielle Creme für die Füße machen.

Die wenigsten wissen, daß ein gesunder Zustand der Füße auch der Haut zugute kommt. Die Füße haben Reflexzonen für jedes Organ des Körpers, und durch eine gezielte Behandlung der Füße können wir den gesamten Körper beeinflussen. Achten Sie darauf, daß die Hornhaut nicht zu dick und rissig wird. Durch Abschleifen mit einem Bimsstein oder einer speziellen Hautraspel kann man dicke, rissige Haut entfernen und steigert so die Durchblutung und den Stoffwechsel. Außerdem hat man damit wieder einen besseren »Bodenkontakt«. Versuchen Sie folgende fünfminütige Übung für Ihre Füße, welche die Zirkulation steigert und die Muskeln entspannt: Kreisen Sie den linken und den rechten Fuß in beide Richtungen; machen Sie eine »Faust« mit den Zehen, und entspannen Sie die Zehen; bewegen Sie die Füße auf und ab, so weit es geht; machen Sie dies zehnmal, und Sie werden wieder sehr lebendige Füße haben. Für Hühneraugen, Blasen, Fußpilz oder Warzen siehe S. 193 und ab S. 202.

# Mund und Zähne

Die Mundflora enthält Bakterien, die bereits den Verdauungs-
prozeß einleiten. Der Speichel hat die Aufgabe, den Mund
feucht zu halten, um ihr Wachstum zu gewährleisten. Schon
wenn wir eine Speise riechen, sekretieren wir Speichel, der sich
je nach Duft zusammengesetzt hat. Im Mund können sich durch
Entzündungen (Zahnfleischentzündung, Abszeß, Entzündung
des Rachenraums) aber auch solche Bakterien bilden, die mit der
Verdauung nichts zu tun haben. Das schadet nicht nur der
Mundflora, sondern führt auch zu üblem Geschmack und zu
Mundgeruch. Andere Ursachen für Mundgeruch sind Verdauungsstörungen und Magenerkrankungen, selten Speisereste zwischen den Zähnen. Die Reinigung der Zähne soll eigentlich nur
die Entfernung von Speiseresten und Zahnbelag sowie eine
Massage des Zahnfleisches zum Ziel haben.

»Weißmacher«, Konservierungsmittel und schäumende Substanzen in den meisten Zahnpflegemitteln greifen Zahnfleisch
und Mundflora an und töten die verdauungsfördernden Bakterien ab. Natürliche Zahnpflegemittel enthalten nur Schleifmittel
(z. B. Salz, Schlemmkreide, Kieselerde), Bindemittel (z. B. Glyzerin) und Kräuterauszüge oder ätherische Öle, die das Zahnfleisch stärken, indem sie die Durchblutung anregen, den Atem
erfrischen und leicht antiseptisch wirken. Gegen Mundgeruch
nimmt man *Bergamotte, Eukalyptus, Fenchel, Myrrhe, Pfefferminz* oder *Thymian* in einem Mundwasser. Bei Entzündungen
im Mund- und Rachenraum helfen die antiseptischen Öle
*Bergamotte* und *Lavendel* in einem Mundwasser. Für die Zahnfleischpflege eignen sich besonders *Fenchel, Salbei* oder *Thymian* (Rezepte für Mundwässer siehe S. 194).

# Rezepte für die Haut- und Körperpflege

Bei der Auswahl der Rezepte habe ich mich von dem Grundsatz »je einfacher, desto besser« leiten lassen und möglichst einfach herzustellende Rezepte ausgewählt. Meine Erfahrungen mit den Gesichts- und Körperölen haben mir gezeigt, daß die Mischungen von Jojobaöl mit ätherischen Ölen sehr pflegend, feuchtigkeitsspendend, verjüngend und am einfachsten herzustellen sind. Diese Mischungen wirken genauso gut wie eine Fettcreme und eignen sich für alle Hauttypen. Jojobaöl ist ein relativ teueres Pflanzenöl, aber für die Pflege Ihrer Haut am ergiebigsten. Für diejenigen, die auch Cremes herstellen wollen, sind entsprechende Rezepte genannt. *Die Mengen der ätherischen Öle sind in den Rezepten immer in Tropfen angegeben.* Gelegentlich können Sie bei der Selbstherstellung beobachten, daß sich Substanzen von Cremes oder Lotions separieren. Das ist insbesondere bei Zimmertemperatur möglich. Sie können die Creme mit einem sauberen Gegenstand kurz umrühren und sollten sie dann möglichst bald verbrauchen. Schütteln Sie Lotions vor Gebrauch! Unsere natürlichen Emulgatoren sind nicht so perfekt wie ihre chemischen Ersatzstoffe. Wenn Sie schon beim Zubereiten sind, können Sie ruhig eine größere Menge herstellen; bewahren Sie diese kühl auf, und stellen Sie nur die Bedarfsmenge ins Bad. Wenn eine Creme oder Lotion nicht so steif wird, wie Sie das von den käuflichen Produkten gewohnt sind, sollten Sie nicht an Ihren Kosmetikkochkünsten zweifeln. Die Substanzen wirken trotzdem. Außerdem werden Sie bei den Rezepten auch Hinweise finden, die Ihnen erlauben, die Konsistenz der Kosmetik zu verändern.

Eine Anmerkung noch zu »*feuchtigkeitsspendend*«: Man kann die Haut nur oberflächlich befeuchten, aber nicht die Unterhaut und das Gewebe feuchter machen, als sie sind. Um den Feuchtigkeitsverlust zu vermindern, werden Feuchtigkeitscremes oder -lotions benutzt. Es ist das Fett, das diese Funktion erfüllt. Deswegen ist jede Fettcreme oder jedes Öl automatisch feuchtigkeitsregulierend oder -spendend.

Sie sollten immer berücksichtigen, daß unsere »innere Uhr« alle Körperfunktionen regelt. So sind unsere Hautzellen tagsüber stärker belastet, da der Körper »auf vollen Touren« laufen muß. Am Abend, wenn sich der Körper langsam beruhigt, und vor allem nachts, wenn wir schlafen, können sich deshalb die Zellen besser als am Tag erholen und erneuern. Also sollte man Nähr- und Regenerationscremes, Funktionsöle oder Heilöle am Abend auftragen.

Zunächst die Rezepte für die *Hautpflege:*

## *Hautreinigung*

Bei der Reinigung der Gesichtshaut sind die Hinweise zu den jeweiligen Hauttypen (siehe S. 124) zu beachten. Bei der Verwendung von Wasser und Seife sollten Sie nur eine alkalifreie, hautfreundliche Seife benutzen. Die besten Seifen sind Schmierseife aus Kokosfett und Natronseifen aus Rindertalg, bekannt als Kernseifen. Kaufen Sie eine »reine« Seife oder »Naturseife«. Synthetische, parfümierte Seifen oder gar solche, die extrem teuer sind, waschen nicht besser. Deoseifen oder Syndets sind nicht ideal. Alkohol ist grundsätzlich zu meiden. Bedenken Sie, daß Sie beim Reinigen mit Ihren Händen den Schmutz in die Poren drücken. Deshalb sollten Papiertaschentücher oder Wattebäusche genommen werden, um die Reinigungscreme oder das Reinigungswasser abzuwischen. Für die Gesichtsreinigung eignen sich sehr gut reine Blütenwässer (Lavendel-, Rosen-, Orangenblütenwasser), die antiseptisch, entzündungshemmend, beruhigend, kühlend und tonisierend wirken, ebenso Hamameliswasser, das Sie mit einigen Tropfen ätherischer Öle (5–10 Tropfen auf 50 Milliliter) mischen und parfümieren können.

## Reinigungsöl

Dieses Öl eignet sich zur sanften Reinigung der Gesichtshaut.

*Zutaten:* 50 ml Mandel- oder Jojobaöl
15–20 Tropfen ätherische Öle: Pfefferminz,
Basilikum, Wacholder, Zitrone *und* Tea-Tree bei
unreiner Haut

*Herstellung:* Alle Zutaten in eine dunkle Flasche geben und gut
schütteln. Zur Reinigung etwas Öl auf die Gesichtshaut auftragen,
kurz einwirken lassen und mit einem Wattebausch abnehmen.

## Reinigungswasser

*Zutaten:* 100 ml Hamameliswasser oder Blütenwasser
20 Tropfen ätherische Öle

*Herstellung:* Alle Zutaten in eine Flasche füllen und gut schütteln. Bei sehr fetter Haut nehmen Sie 10 Tropfen Kampfer, 5
Tropfen Thymian und 5 Tropfen Pfefferminz, bei normaler,
trockener oder Mischhaut eine Mischung aus Wacholder, Basilikum, Pfefferminz und/oder Zitrone.
Mit den Blütenwässern (Hydrolaten) aus Lavendel, Orangenblüten und Rose lassen sich sehr angenehm duftende Gesichtswässer herstellen, die nicht nur reinigen, sondern auch tonisierend
und adstringierend wirken. Hier können Sie Ihrer Phantasie und
Kreativität freien Lauf lassen und mit Blütenwasser und ätherischen Ölen köstlich duftende Mischungen herstellen. Sie haben
damit nicht nur ein Eau de Toilette, sondern einen Hautreiniger
und Toner. Das Reinigungswasser ist auf Gesicht und Hals mit
einem Wattebausch aufzutragen und mit sanften Bewegungen
abzureiben.

Dieses Reinigungswasser können Sie besonders bei unreiner und fetter Haut nehmen.

*Zutaten:* 450 ml destilliertes oder abgekochtes Wasser oder
Blütenwasser
20–50 ml Obstessig
20 Pfefferminze
20 Wacholder
Gesamtmenge: 500 ml

*Herstellung:* Die Mischung in eine Flasche geben, gut durch-schütteln und gegebenenfalls eine Teilmenge in eine kleine Flasche mit einem Spritzverschluß abfüllen. Den Rest im Kühl-schrank aufbewahren.

Das Reinigungswasser auf einen Wattebausch auftragen und mit sanften Bewegungen Gesicht und Hals abreiben oder mit einer Sprühflasche das Gesicht einsprühen, kurz wirken lassen, dann mit einem Wattebausch abtrocknen. Je mehr Obstessig Sie zufügen, desto mehr bestimmt sein Duft die Mischung; dement-sprechend wirkt sie stärker tonisierend. Die Haut fühlt sich danach glatt und frisch an. Bei sehr unreiner Haut, Pickeln oder Akne sollten Sie statt Pfefferminze besser Tea-Tree oder Zitrone nehmen. Die sanfte Reizung durch Essig und ätherische Öle ist gewollt, um die Hautfunktionen anzuregen. Mit Zitrone wirkt das Wasser stark reizend, eignet sich also nicht für empfindliche Haut.

Für die *Körperreinigung* ist eine milde, natürliche Seife zu verwenden. Das Angebot an reinen und Naturseifen ist vielfältig: Olivenseifen, Lavendelseifen, Mandelseifen usw. Sie werden bestimmt »Ihre« Seife finden. Oder Sie kaufen eine hautfreundli-che Flüssigseife (wie z. B. »sebamed«) und parfümieren sie. Im Abschnitt »Rezepte für das aromatische Bad« finden Sie später Rezepte für Reinigungsbäder (siehe S. 196).

# Flüssigseife

Für dieses sehr einfache Rezept brauchen Sie 1 Tasse Flüssigseife. Nehmen Sie entweder weiße Schmierseife oder eine hautfreundliche Füssigseife, oder schmelzen Sie ein Stück Naturseife. Fügen sie ½ Tasse Wasser und 5 Tropfen ätherische Öle zu. Ich empfehle erfrischende Düfte wie Zitrone, Lemongras, Orange, Pfefferminz, Lavendel. Schütteln Sie die Lösung in einer Flasche mit Spritzverschluß kräftig durch. Bei trockener Haut und hartem Wasser fügen Sie dieser Mischung noch 1–2 EL Mandelöl zu, das die Seife rückfettend macht. Damit verhindern Sie spannende, trockene Haut und Hautjucken. Diese Flüssigseife können Sie zur Reinigung des ganzen Körpers nehmen.

## Dusch- und Waschgel

Dieses Duschgel ist etwas schwieriger herzustellen als die Flüssigseife.

*Zutaten:* 85 g Glyzerin
15 g Pektin
85 g Flüssigseife
2 EL Pflanzenöl (wahlweise)
2 g Borax (wahlweise)
10 Tropfen ätherische Öle
Gesamtmenge: etwa 200 g

*Herstellung:* Erwärmen Sie das Glyzerin in einer Schüssel, streuen Sie das Pektinpulver langsam unter schnellem Rühren hinein. Je wärmer die Flüssigkeit ist, desto besser löst sich das Pektin auf. Achten Sie darauf, daß sich keine Klumpen bilden. Wenn die Masse homogen ist, fügen Sie unter weiterem Rühren das Pflanzenöl, die Flüssigseife und die ätherischen Öle zu. Füllen Sie die Masse in eine Flasche mit Spritz- oder Pumpverschluß ab. Warten Sie 8–12 Stunden, bis sich die Masse zu einem Gel umgewandelt hat. Sollte das Gel zu fest werden, können Sie es später mit etwas Wasser unter langsamem Rühren verdünnen. Wenn Sie mehr herstellen wollen, verdoppeln Sie einfach die Mengen. Wählen Sie Ihre Lieblingsdüfte für das Duschgel aus: Blumige Düfte wie Lavendel, Rose, Neroli, Jasmin oder erfrischende Düfte wie Zitrone, Citronella, Lemongras, Orange, Petitgrain, Pfefferminz oder holzige Düfte wie Sandelholz, Zeder, Zypresse, Rosenholz, Eichenmoos.

## Gesichtsdampfbäder – Reinigung und Anregung

Das Dampfbad ist eine sehr alte, bewährte Methode der Hautreinigung. Durch die feuchte Wärme beginnt die Haut zu schwitzen und schwemmt Schmutz, toxische Stoffe und Hautschuppen aus. Dampfbäder gewährleisten porentiefe Reinigung, regen die Durchblutung an und befeuchten die Haut. Gleichzeitig erfrischen die ätherischen Öle über den Geruchssinn. Beim Gesichtsdampfbad nehmen Sie die Öle, die Ihrem Hauttyp entsprechen, oder die reinigenden Öle Pfefferminz, Wacholder und Zitrone. Bei trockener und empfindlicher Haut sollten Sie das Dampfbad nicht allzu heiß machen und höchstens auf 5 Minuten beschränken. Normale Haut kann man 7 Minuten, fette Haut bis 10 Minuten heiß bedampfen. Nach dem Dampfbad ist die Haut weich, gut durchblutet und sehr empfänglich für eine Pflege mit leichten Cremes, Tonern, Ölen oder einer Pflegepackung. Nehmen Sie aber nur kleine Mengen, damit die Haut atmen kann. Abhärtende Dampfbäder eignen sich zu Winterbeginn. Nehmen Sie dazu anregende Öle wie Rosmarin und Salbei.
Die *Herstellung* erfolgt ganz einfach, indem Sie etwa 1–2 Liter Wasser zum Kochen bringen und dann etwas abkühlen lassen. Füllen Sie das Wasser in eine Schüssel, tropfen Sie etwa 10 Tropfen ätherische Öle hinein, beugen Sie sich über die Schüs-

sel, und bedecken Sie Kopf und Schüssel mit einem Handtuch, damit kein Dampf nach außen entweichen kann. Hier sind drei Rezepte zur Anregung und eines zur Reinigung:

## Dampfbad für normale Haut

4 Lavendel
4 Geranie
4 Bergamotte

## Dampfbad für fette Haut und Akne

6 Wacholder
4 Zitrone
4 Zypresse

## Dampfbad für alternde Haut und Falten

6 Neroli
4 Lavendel

## Reinigungsdampfbad

4 Pfefferminz
2 Kampfer
4 Wacholder

# Gesichtskompressen

Gesichtskompressen haben denselben Effekt wie Dampfbäder. Sie regen die Haut an, befeuchten sie, schwemmen die Hornschicht auf; aber die ätherischen Öle werden schneller von der Haut aufgenommen. Vor der Kompresse sollte man das Gesicht reinigen. Nach der Behandlung fühlt sich die Haut sehr weich und geschmeidig an – eine gute Vorbehandlung für die anschließende Pflege. Sie erhitzen etwa 1 Liter Wasser, bis es kocht, und lassen es etwas abkühlen. Dann fügen Sie etwa 3–4 Tropfen ätherische Öle zu, rühren kurz um und tauchen ein kleines Frottierhandtuch ein. Wringen Sie es leicht aus, so daß es nicht mehr tropfnaß ist, und legen Sie es auf das Gesicht. Lassen Sie den Topf mit der Flüssigkeit bei kleiner Flamme auf dem Herd. Wenn die Kompresse abkühlt, tauchen Sie das Tuch wieder ein. Bei sehr trockener, alternder und empfindlicher Haut machen Sie nur lauwarme Kompressen. Nach dieser Behandlung können Sie die Gesichtshaut massieren, Mitesser ausdrücken, mit einem milden Gesichtswasser behandeln oder eine leichte Creme bzw. ein Öl auftragen. Auch hier sollten Sie der Haut Gelegenheit zum Atmen geben. Hier einige Anregungen für Mischungen ätherischer Öle:

## Für normale Haut

2 Lavendel
2 Bergamotte

## Für trockene Haut

1 Rose,
2 Römische Kamille
1 Neroli
(lauwarm)

## Für fette Haut

1 Rose
2 Geranie
1 Sandelholz

## Für entzündete, empfindliche Haut

2 Blaue Kamille
1 Myrrhe
1 Rose

## Für alternde Haut, Falten

2 Weihrauch
2 Neroli *oder*
2 Myrrhe

# Für Akne, unreine Haut

2 Wacholder
2 Lavendel
*oder*
1 Zitrone
3 Bergamotte
*oder*
4 Tea-Tree


## Gesichtsöle

Gesichtsöle sind einfach herzustellen und haben dieselben Pflegewirkungen wie Cremes. Mehr noch, sie sind haltbarer und ziehen sehr gut und schnell in die Haut ein. Die Kombination von einem hochwertigen Pflanzenöl und ätherischen Ölen garantiert eine optimale Pflege- und Heilwirkung. Pflanzenöle dienen als Lösungsmittel für die ätherischen Öle, die mit ihrer Hilfe schnell und rückstandsfrei eindringen und ihre Wirkungen entfalten können. Gleichzeitig führt das Pflanzenöl der Haut wichtige Nährstoffe (Vitamine, essentielle Fettsäuren usw.) zu und wirkt feuchtigkeitsregulierend. Ich empfehle das hochwertige und sehr ergiebige Jojobaöl, von dem man nur sehr wenig auf die Haut auftragen muß. Auch das hochwertige, aber wesentlich preiswertere süße Mandelöl ist hier zu nennen. Der Vorteil des Jojobaöls ist – neben seiner unübertrefflichen Wirkung auf Haut und Haar – sein schnelles und rückstandsfreies Einziehen in die Haut. Es hinterläßt einen leichten, seidigen Schimmer. Mandelöl zieht etwas langsamer ein und hinterläßt nach der empfohlenen Einwirkzeit von mindestens 15 Minuten bei einigen Hauttypen einen öligen Film. Das überschüssige Öl nimmt man mit einem Wattebausch ab. Sehr pflegend ist eine Mischung aus Jojobaöl und 10% Weizenkeimöl mit seinem

Hautvitamin E. Grundsätzlich füge ich Gesichtsölen immer etwas Vitamin-E-Öl zu. Die folgenden Rezepte basieren auf 50 Milliliter Pflanzenöl und etwa 20–25 Tropfen ätherischer Öle, die in einer dunklen Flasche gut durchzuschütteln sind. Wenn Sie mehr Gesichtsöl herstellen wollen, verdoppeln Sie einfach die Mengen. Diese Mischung muß nicht kühl aufbewahrt werden, da sie kaum ranzig wird.

## Für normale Haut

15 Lavendel
8 Geranie
4 Rose
*oder*
15 Zeder
10 Rosenholz
*oder*
10 Rose
5 Rosenholz
5 Geranie

# Für trockene Haut

10 Sandelholz
7 Geranie
5 Ylang Ylang
3 Rosenholz
*oder*
10 Rose
5 Jasmin
5 Geranie
*oder*
10 Zeder
10 Sandelholz
5 Rosenholz
(hier immer 10% Weizenkeimöl)


# Für fette Haut

15 Zitrone
10 Zypresse
*oder*
10 Lavendel
10 Kampfer
*oder*
10 Bergamotte
10 Orange
5 Geranie

## Für entzündete Haut

10 Blaue oder Römische Kamille
10 Lavendel
*oder*
10 Sandelholz
5 Blaue oder Römische Kamille
5 Zeder
*oder*
15 Patschuli
5 Myrrhe
1 Nelke

## Für alternde Haut

15 Lavendel
5 Weihrauch
5 Neroli
*oder*
20 Karottensamen
5 Myrrhe
*oder*
10 Patschuli
10 Weihrauch

## Für Falten

15 Fenchel
5 Lavendel
5 Rose
*oder*
15 Weihrauch
5 Zypresse
(hier immer 10 % Weizenkeim- oder Vitamin-E-Öl)


## Bei Akne, unreiner Haut

15 Bergamotte
10 Wacholder
5 Zypresse
*oder*
15 Tea-Tree
10 Lavendel
*oder*
15 Patschuli
5 Römische Kamille
5 Zeder


## Für gereizte, empfindliche Haut

15 Römische Kamille
5 Karottensamen
5 Bergamotte
*oder*
15 Orange
5 Neroli
5 Lavendel

# Universalöl für Gesichtspflege, Gesichtsreinigung, Make-up-Entfernung, Körperpflege, Massage und Bad

Dieses Öl kann als Funktionsöl, Moisturizer, Massage- und Badeöl eingesetzt werden. Es besteht aus hochwertigen, pflegenden und nährenden Ölen sowie Aloe Vera mit seinen entzündungshemmenden und heilenden Substanzen. Es eignet sich für jeden Hauttyp; besonders zu empfehlen ist es für irritierte, trockene, wunde, entzündliche Haut.

*Zutaten:* 75 g Jojobaöl
15 g Weizenkeimöl
15 g Mandelöl
15 g Avocadoöl
15 g Sonnenblumenöl
15 g Vitamin-E-Öl
60 g Aloe Vera
30 g Glyzerin
Gesamtmenge: etwa 250 g

*Herstellung:* Alle Öle zusammen auf 70 Grad erhitzen. Gleichzeitig Glyzerin und Aloe Vera zusammen auf 70 Grad erhitzen. Beides aus dem Wasserbad nehmen und unter ständigem *schnellem* Rühren die Aloe-Vera-Glyzerin-Mischung in die Ölmischung tropfen. Weiterrühren, bis die Mischung auf etwa 40 Grad abgekühlt ist. Sollten sich später Wasser und Öl separieren, dann schütteln Sie die Flasche vor Gebrauch kräftig. Die Anteile der Pflanzenöle können Sie verändern. Das Universalöl kann auch ausschließlich aus Jojobaöl und Weizenkeimöl bestehen. Von dieser Basismischung können Sie bei Bedarf kleinere Mengen nehmen und durch Zugabe von ätherischen Ölen Ihre verschiedensten Pflegemittel herstellen. Auf 50 Milliliter eines Reinigungs-, Pflege- oder Massageöls geben Sie etwa 20 Tropfen ätherische Öle. Mit diesem Universalöl haben Sie auch eine Basismischung für das aromatische Bad. Entweder fügen Sie dem Badewasser 2–3 Eßlöffel des Öls und einige Tropfen ätherische Öle zu, oder Sie stellen sich eine Vorratsmischung für das Bad her. In diesem Fall mischen Sie 100 Milliliter des Universalöls mit etwa 60 Tropfen ätherischen Ölen. Bei einem Heilöl, z. B. bei entzündeter Haut oder starker Akne, bereiten Sie eine 3%ige Lösung zu, was etwa 60 Tropfen ätherische Öle auf 50 Milliliter Basisöl entspricht.

## Gesichts- und Körpermilch

Dieses Grundrezept für 100 Milliliter Gesichtsmilch können Sie durch Zugabe der verschiedensten ätherischen Öle individuell parfümieren; eine Körpermilch stellen Sie her, indem Sie die Mengen erhöhen. Je mehr Wasser Sie zufügen, desto dünnflüssiger wird diese Gesichtsmilch. Sie ist sehr feuchtigkeitsspendend.

*Zutaten:* 40 g Avocado- oder Jojobaöl
30 g Rosenwasser oder anderes Blütenwasser
30 g Lanolin
20–30 Tropfen ätherische Öle
Gesamtmenge: etwa 100 g

*Herstellung:* Lanolin erhitzen, bis es dünnflüssig wird, Pflanzenöl hinzufügen und bei mittlerer Hitze gleichmäßig langsam verrühren. Gleichzeitig Rosenwasser auf dieselbe Temperatur erhitzen. Rosenwasser nun langsam unter ständigem, schnellem Rühren dem Gemisch zufügen. Kurz vor dem Erkalten ätherische Öle zufügen, nochmals kurz umrühren, abfüllen, kühl aufbewahren. Fügen Sie die Ihrem Hauttyp entsprechenden ätherischen Öle zu.

# Gesichtspflege mit Cremes

Bei der Herstellung von Cremes aus Wasser und Öl besteht das Problem darin, sie zu einer homogenen Masse zu verbinden. Zur Vereinfachung werden daher in der synthetischen Kosmetik chemische Emulgatoren verwendet. Ich nenne hier nur Rezepte, die aus natürlichen Substanzen bestehen. Bei der Herstellung ist auf die genaue Temperatur (soweit angegeben) und gleichmäßiges Rühren zu achten (Mixer auf mittlerer Stufe). Nach dem Abfüllen bilden sich manchmal Tropfen auf der Creme, die man abtupfen oder verdunsten lassen kann, wenn man sie unverschlossen einige Zeit im Kühlschrank stehenläßt. Die Tröpfchen sind ein Zeichen, daß die ätherischen Öle etwas Wasser ersetzt haben.

## Rahmcremes

Sahne als Grundsubstanz eignet sich am besten zur Herstellung einer Creme. Sahne war der Vorläufer der heutigen Fertigcremes und enthält viel Nahrung für unsere Haut: Vitamine, Mineralien, Fette und Eiweiß. Man sollte nur den aus frischer, unbehandelter Vollmilch (Bio-Milch) gewonnenen fertigen Rahm nehmen, oder man kauft frische Vollmilch, läßt sie aufrahmen und schöpft dann den Rahm ab. Diese Creme ist nur wenige Tage haltbar und sollte daher nur in kleinen Mengen hergestellt werden. Die Herstellung ist einfach: Man mischt etwa 50 Milliliter mit etwa 5–10 Tropfen ätherischen Öls, je nach Hauttyp, füllt die Creme in ein Töpfchen und bewahrt sie kühl auf. Rahmcreme kann man auch bei fetter Haut nehmen!

Nehmen Sie 5 Jasmin oder Rose bei *empfindlicher Haut*; 10 Lavendel bei *normaler Haut*; 5 Kampfer oder 10 Tea-Tree bei *unreiner Haut*; 10 Bergamotte bei *fetter Haut*; 10 Weihrauch oder Patschuli bei *alternder Haut*; 10 Sandelholz oder Geranie bei *trockener Haut*.

Eines der ältesten überlieferten Rezepte (150 n. Chr.) ist die Creme des berühmten Arztes Claudius Galenus. Dieses Rezept ist heute noch Basis der Reinigungscremes. Wegen ihrer kühlenden Wirkung heißt sie Cold Creme. Ihre Herstellung ist verblüffend einfach, die Zutaten sind preiswert – man fragt sich, warum diese Cremes so teuer sind.

*Zutaten:* 50 g Mandelöl
25 g Bienenwachs
etwa 15–20 g destilliertes Wasser oder Blütenwasser
2 g Borax
20–30 Tropfen ätherische Öle
Gesamtmenge: etwa 100 g

*Herstellung:* Man schmilzt Wachs und Öl im Wasserbad, verrührt es, nimmt es aus dem Wasserbad und fügt langsam unter schnellem Rühren soviel Wasser und das in ihm aufgelöste Borax zu, bis die Creme die gewünschte Konsistenz hat. Je nach Wassermenge können Sie aus diesem Basisrezept eine steife bis dünnflüssige Creme herstellen. Bei der Herstellung einer Pflegecreme können Sie eine Verfeinerung mit Jojobaöl statt Mandelöl und Bienenhonig erreichen, der die Haut glättet, beruhigt und nährt. Fügen Sie der Öllösung 2 Eßlöffel Bienenhonig zu, und nehmen Sie dementsprechend weniger Wasser. Dieses Rezept ist eigentlich für eine Reinigungscreme gedacht. Ich habe aber festgestellt, daß sich die verfeinerte, dünn aufgetragene Creme auch zur Pflege eignet. Wählen Sie die ätherischen Öle entsprechend Ihrem Hauttyp aus. Tragen Sie die Creme nur sehr dünn auf. Sie ist besonders für die heißen Tage angebracht. Wenn Sie nach diesem Rezept eine Reinigungscreme herstellen, können Sie unter den klassischen Ölen zur Reinigung Ihren bevorzugten Duft auswählen: Basilikum, Wacholder, Pfefferminz, Zitrone, Niaouli. Wischen Sie die Reinigungscreme nach dem Auftragen mit einem Wattebausch ab, und waschen Sie das Gesicht gründlich mit warmem Wasser.

# Jojoba-Reinigungscreme

Dieses Grundrezept können Sie mit den von Ihnen bevorzugten oder den Ihrem Hauttyp entsprechenden Ölen verändern. Die Creme eignet sich auch als Pflegecreme bei sehr trockener Haut. Verwenden Sie dazu die entsprechenden Öle für trockene Haut.

*Zutaten:* 80 g Jojobaöl
8 g Bienenwachs
20 g Kakaobutter
20 Tropfen ätherische Öle: Pfefferminz, Wacholder, Basilikum, Zitrone (je nach Belieben mischen)
Gesamtmenge: etwa 100 g

*Herstellung:* Das Bienenwachs schmelzen, Öl und Kakaobutter zufügen, gut verrühren, aus dem Wasserbad nehmen und langsam weiterrühren, bis die Masse etwas erkaltet. Ätherische Öle zufügen, nochmals umrühren. Abfüllen und kühl aufbewahren. Creme nach dem Auftragen mit Wattebausch abnehmen und anschließend das Gesicht mit reichlich warmem Wasser waschen. Diese Reinigungscreme eignet sich für alle Hauttypen, aber bei fetter Haut empfehle ich ein Reinigungswasser.

## Hamamelis-Reinigungscreme für unreine Haut

Diese Creme wirkt heilend, tonisierend, entzündungshemmend und adstringierend.

*Zutaten:* 40 g Jojobaöl
40 g Hamameliswasser
10 g Bienenwachs
1 TL Vitamin-E-Öl
1 g Borax
10 Tea-Tree
10 Wacholder oder Basilikum
Gesamtmenge: etwa 100 g

*Herstellung:* Bienenwachs und Öle unter ständigem Rühren auf 70 Grad im Wasserbad erwärmen. Gleichzeitig Borax und Hamameliswasser mischen und auf 70 Grad im Wasserbad erwärmen. Beide Mischungen aus dem Wasserbad nehmen, und die Ölmischung langsam unter schnellem Rühren in die Wassermischung geben. Wenn die Creme auf etwa 45 Grad abgekühlt ist, ätherische Öle zufügen und nochmals umrühren, abfüllen und kühl aufbewahren. Verteilen Sie die Menge am besten auf zwei Behälter. Diese Creme trägt man dünn auf, läßt sie einige Minuten wirken und wischt sie dann mit einem Wattebausch ab. Anschließend mit warmem Wasser abwaschen.

## Feuchtigkeitscremes

Eine Feuchtigkeitscreme sollte nach jeder Wasserberührung aufgetragen werden. Diese Creme schützt vor Feuchtigkeitsverlust, stabilisiert den Säureschutzmantel und sorgt dafür, daß kein Schmutz in die Poren eindringen und sie verstopfen kann. Dazu zwei Rezepte:

# Hamamelis-Feuchtigkeitscreme

Diese Creme ist gut für alternde, müde, verstopfte, unreine und entzündete Haut. Sie pflegt, adstringiert, tonisiert, schützt und heilt.

*Zutaten:* 30 g Mandelöl
3 g Lanolin
25 g Bienenwachs
1 EL Vitamin-E-Öl
180 g Hamameliswasser
5 g Glyzerin
2 g Borax
40–50 Tropfen ätherische Öle
Gesamtmenge: etwa 250 g

*Herstellung:* Hamameliswasser, Glyzerin und Borax mischen und im Wasserbad auf 80 Grad erhitzen. Mandelöl, Lanolin, Bienenwachs und Vitamin-E-Öl im Wasserbad auf 80 Grad erhitzen und mischen. Dann beides aus dem Wasserbad nehmen, die Wassermischung langsam unter ständigem Rühren in die Ölmischung geben. Weiterrühren, bis die Creme auf etwa 40 Grad abgekühlt ist. Ätherische Öle – entsprechend Hauttyp oder bevorzugtem Duft – zufügen, nochmals kurz umrühren, abfüllen, kühl aufbewahren.

# Jojoba-Aloe-Vera-Feuchtigkeitscreme

Diese Creme zieht sehr schnell ein, ist entzündungshemmend, heilend, pflegend, tonisierend, macht die Haut seidig und zart und wird kaum ranzig. Sie ist für jeden Hauttyp geeignet und duftet auch ohne ätherische Öle angenehm nach Kakaobutter.

*Zutaten:* 25 g Jojobaöl
10 g Bienenwachs
10 g Kakaobutter
1 EL Vitamin-E-Öl
50 g Aloe Vera
10 g Glyzerin
20–30 Tropfen ätherische Öle
Gesamtmenge: etwa 100 g

*Herstellung:* Jojobaöl, Bienenwachs, Kakaobutter und Vitamin-E-Öl im Wasserbad auf 70 Grad erhitzen und mischen. Aloe Vera und Glyzerin in Wasserbad auf 70 Grad erhitzen und mischen. Beide Mischungen beim Erhitzen ständig umrühren. Dann die Mischungen vom Herd nehmen und die Ölmischung tropfenweise unter ständigem Rühren in die Aloe-Vera-Glyzerin-Mischung geben. Weiterrühren, bis die Creme auf etwa 30 Grad abgekühlt ist, die ätherischen Öle zufügen, nochmals kurz umrühren, abfüllen und kühl aufbewahren.

# Pflegecremes

## Tagescreme

Das folgende Basisrezept einer Creme können Sie beliebig mit »Ihren« Düften parfümieren bzw. durch die jeweiligen Wirkungen der Öle in eine Multifunktionscreme verwandeln. Suchen Sie die für Ihren Hauttyp (S. 124 ff.) oder Ihre Hautfunktionsstörung (S. 132) angegebenen Öle heraus. Dann lassen Sie Ihre Nase entscheiden – sie weiß meistens am besten, was für Sie gut ist. Ein guter Duft in der Creme, die Sie morgens nach der Reinigung auftragen, läßt Sie den Tag gut gestimmt beginnen. Eine Rosencreme pflegt nicht nur Ihre Haut, sondern ihr Duft öffnet auch Ihr Herz. Eine Melissencreme wirkt erfrischend und weckt den müden Geist am Morgen.

*Zutaten:* 40 g Jojobaöl
40 g Hamameliswasser oder
Aloe Vera oder
Blütenwasser
15 g Lanolin
6 g Bienenwachs
20–30 Tropfen ätherische Öle
Gesamtmenge: etwa 100 g

*Herstellung:* Bienenwachs, Lanolin und Jojobaöl im Wasserbad erhitzen, bis alles geschmolzen ist. Kurz verrühren. Aus dem Wasserbad nehmen und mit dem Mixer auf kleiner Stufe umrühren. Tropfenweise Hamameliswasser, Blütenwasser oder Aloe Vera zugeben. So lange umrühren, bis die Masse fast erkaltet und fest ist. Ätherische Öle zufügen, nochmals umrühren, abfüllen, kühl aufbewahren.
Empfohlene *Mischungen von Wasser* und *ätherischem Öl:* mit Rosenwasser Geranie und Rose oder mit Hamameliswasser

Bergamotte und Lavendel für *normale Haut;* mit Hamamelis-wasser Kampfer, Wacholder oder Rosmarin für *fette Haut;* mit Aloe Vera Kampfer, Tea-Tree oder Lavendel für *unreine* und *Akne-Haut;* mit Rosenwasser Zypresse, Weihrauch oder Rose für *alternde Haut;* mit Aloe Vera Ylang Ylang, Sandelholz oder Jasmin für *trockene Haut;* mit Orangenblütenwasser Neroli, Weihrauch, Myrrhe und Lavendel für *alternde Haut* und *Falten;* mit Hamameliswasser bei *entzündlicher* und *unreiner Haut.*

## Karotten-Nährcreme

Diese Creme ist feuchtigkeitsspendend, tonisierend, beruhigend und schützend.

*Zutaten:* 40 g Mandel- oder Jojobaöl
40 g Rosenwasser
15 g Lanolin anhydrit
5 g weißes Wachs
20–25 Tropfen Karottensamen
Gesamtmenge: etwa 100 g

*Herstellung:* Wie Regenerationscreme (siehe S. 174).

## Rosen-Creme

Eine reine Rosen-Creme stellen Sie wie die Karotten-Nährcreme (siehe oben) her und nehmen 20 Tropfen Rosenöl. Diese Creme ist besonders gut für trockene und empfindliche Haut.

# Regenerationscreme

Diese feuchtigkeitsspendende und regenerierende Creme ist abends vor dem Schlafen aufzutragen, da sich nachts die Haut erneuert und die Wirkstoffe gut aufnimmt.

*Zutaten:* 40 g Rosenwasser
20 g Jojobaöl
10 g Weizenkeimöl
10 g Lanolin anhydrit
5 g Kakaobutter
5 g Bienenwachs
1 EL Bienenhonig
20–30 Tropfen ätherische Öle
Gesamtmenge: etwa 100 g

*Herstellung:* Bienenwachs, Kakaobutter und Lanolin schmelzen, bis eine klare Flüssigkeit entstanden ist. Jojoba- und Weizenkeimöl zufügen und langsam bei 60 Grad verrühren. Gleichzeitig Rosenwasser gesondert auf 60 Grad erwärmen. Beide Mischungen aus dem Wasserbad nehmen, und langsam unter ständigem Rühren das Rosenwasser in die Ölmischung einrühren. Weiterrühren, bis die Masse handwarm ist; Honig und ätherische Öle zufügen, nochmals umrühren, abfüllen, kühl lagern. Zur Regeneration nimmt man Weihrauch, Patschuli, Rose, Neroli und Lavendel. Man kann natürlich dieser Creme jedes ätherische Öl beimischen und sie auch zur Heilcreme umfunktioneren, indem man 60–80 Tropfen speziell heilender Essenzen nimmt.

# Regenerierende Aloe-Vera-Nachtcreme

Bei dieser Creme kombinieren wir die zytophylaktischen Öle der Regenerationscreme mit Aloe Vera, die entzündungshemmend, heilend und pflegend wirkt – eine Nachtcreme für jeden Hauttyp, besonders empfehlenswert bei irritierter, wunder, empfindlicher Haut.

*Zutaten:* 20 g Mandelöl
          20 g Kakaobutter
          1 EL Vitamin-E-Öl
          10 g Jojobaöl
          4 g Bienenwachs
          130 g Aloe Vera
          10 g Glyzerin
          40–45 Tropfen ätherische Öle
          (siehe Regenerationscreme S. 174)
          Gesamtmenge: etwa 200 g

*Herstellung:* Kakaobutter, Öle und Wachs unter ständigem Rühren auf 80 Grad erhitzen. Gleichzeitig Glyzerin und Aloe Vera unter ständigem Rühren ebenfalls auf 80 Grad erhitzen. Beides vom Herd nehmen. Die Wassermischung nun langsam in die Ölmischung einrühren und so lange weiterrühren, bis sie auf 40 Grad abgekühlt ist. Ätherische Öle zufügen, nochmals umrühren, abfüllen (ggf. in mehrere kleine Töpfchen), kühl aufbewahren.

## Jojoba-Schutzcreme

Bei wechselnden Witterungsbedingungen und auf Reisen in ein rauhes Klima wird die Haut durch die Umstellung leicht trocken. Sie braucht zusätzlich Feuchtigkeit in Form von Fett. Diese Schutzcreme legt sich als schützender und feuchtigkeitsregulierender Film auf die Haut. Tragen Sie die Schutzcreme vor allem vor dem Schlafen auf. Die Lippen kann man mit reinem Lanolin, Weizenkeimöl oder Kakaobutter behandeln.

*Zutaten:* 60 g Jojobaöl
15 g Bienenwachs
1–2 TL Bienenhonig
20 Karottensamen
Gesamtmenge: etwa 75 g

*Herstellung:* Erhitzen Sie Bienenwachs und Jojobaöl, bis eine klare Schmelze entstanden ist. Dann nehmen Sie die Mischung aus dem Wasserbad, verrühren sie gut, bis sie handwarm ist, fügen Karottensamenöl und Bienenhonig zu, nochmals umrühren, abfüllen. Die Masse wird nach einer kurzen Zeit cremig.

## Gesichtswässer

Gesichtswässer erfrischen und regen die Hautfunktionen an. Sie sind nach der Reinigung aufzutragen und können außerdem bei sehr fetter Haut als Ersatz für Hautöle genommen werden. Für die Herstellung eines Gesichtswassers schlage ich eine Gesamtmenge von 250 Gramm destilliertes oder reines Wasser und 25 Tropfen ätherisches Öl vor. Statt destilliertem Wasser kann auch Hamameliswasser genommen werden, womit Sie dann einen adstringierenden Toner haben. Bei trockener Haut kann man etwas Pflanzenöl dazumischen. Diese Mischung ist vor Gebrauch gründlich zu schütteln. Eine gut tonisierende, adstringierende und heilende Mischung für entzündliche Haut ist Hamameliswasser und Aloe Vera zu gleichen Teilen.
Ätherischen Öle in Ihrem Gesichtswasser: 15 Lavendel, 10 Geranie, 5 Bergamotte oder Jasmin für *trockene* und *normale Haut;* 15 Bergamotte, 10 Lavendel für *fette Haut;* 15 Römische Kamille, 5 Jasmin für *empfindliche Haut;* 15 Wacholder, 10 Tea-Tree bei *Akne* und *unreiner Haut;* 10 Weihrauch, 10 Myrrhe, 5 Patschuli für die *alternde Haut.*

# Blütenwasser

Gesichtswasser kann man auch mit Blütenwasser und Honig herstellen. Hier ein sehr mildes und wunderbar duftendes Gesichtswasser für jeden Hauttyp: Es wirkt beruhigend, adstringierend und entzündungshemmend. Der zugefügte Honig ist nährend, glättend und leicht antiseptisch.

*Zutaten:* 100 ml Orangenblütenwasser
2 TL Bienenhonig
5 Bergamotte
Gesamtmenge: etwa 100 ml

*Herstellung:* Sie erwärmen das Blütenwasser, lösen den Honig darin auf, füllen es zusammen in eine Flasche, geben dann das ätherische Öl dazu und schütteln den Inhalt kräftig. Dieses Rezept können Sie mit Lavendelwasser, Rosenwasser, Orangenblütenwasser und den mit ihnen harmonisierenden Düften ätherischer Öle kombinieren.

*Lavendelwasser* harmoniert mit Zitrone, Orange, Muskatellersalbei und Rosmarin; *Rosenwasser* harmoniert mit Bergamotte, Geranie, Jasmin, Patschuli, Rosenholz, Sandelholz; *Orangenblütenwasser* harmoniert mit Bergamotte, Geranie, Lavendel, Neroli, Muskatellersalbei, Petitgrain.

# After-Shave

Nach der Rasur braucht die Gesichtshaut ein beruhigendes, adstringierendes und entzündungshemmendes Gesichtswasser. Das läßt sich am besten mit Hamameliswasser herstellen. Man bereitet es wie ein Gesichtswasser (siehe S. 176) zu.

*Zutaten:* 100 ml Hamameliswasser
10–20 ml reiner Alkohol (muß nicht sein, nie bei trockener Haut nehmen)
15–20 Tropfen ätherische Öle
Gesamtmenge: etwa 120 ml

*Herstellung:* Alle Zutaten in eine Flasche geben und gut durchschütteln. Als ätherische Öle wählen Männer bevorzugt holzige Düfte. Hier bieten sich Sandelholz, Eichenmoos und Zeder an. Ich füge meinem After-Shave immer zwei Tropfen des antiseptischen Nelkenöls oder Zimt zu.

Entzündungshemmend, feuchtigkeitsspendend *und* pflegend ist auch eine Lotion aus Jojobaöl. Jojobaöl pflegt auch die Männerhaut und macht sie wunderbar weich und seidig. Ich bevorzuge diese Lotion, weil ich damit nach der Rasur nicht ein Gesichtswasser *und* eine Creme brauche. Eine After-Shave-Lotion wird wie ein Gesichtsöl hergestellt (siehe S. 159).
Für eine Gesamtmenge von 50 Gramm Jojobaöl bieten sich folgende Mischungen an: 1 Nelke, 15 Zeder, 5 Bergamotte; 1 Nelke, 15 Sandelholz, 5 Weihrauch; 1 Nelke, 5 Sandelholz, 10 Zeder, 5 Ylang Ylang; statt 1 Nelke auch 1 Zimt und 1 Nelke.

# Masken

Masken sollen die Haut reinigen, straffen, die Durchblutung fördern und allgemein beleben. Ihre Wirkung ist sehr intensiv, wenn man Heilerde benutzt. Deshalb sollte man bei empfindlicher Haut auf Heilerde verzichten. Für die empfindliche Haut eignet sich eine Gelmaske. Fetter und unreiner Haut dagegen bekommen Masken allgemein sehr gut. Beim Auftragen sind die Augenpartien freizulassen, denn hier ist die Haut zu dünn und würde zu stark strapaziert und ausgetrocknet. Eine Maske läßt man etwa 15 Minuten bzw. so lange, bis sie völlig getrocknet ist, auf der Gesichtshaut. Dann wird sie angefeuchtet und vorsichtig abgewaschen. Nehmen Sie dazu ein feuchtes Frottiertuch, und spülen Sie mit viel warmem Wasser nach. Anschließend können Sie ein erfrischendes Gesichtswasser auftragen, aber keine Creme und kein Öl, denn die Haut will atmen. Die Maske sollten Sie am Abend machen, da dann die Haut für die Nährstoffe besonders aufnahmefähig ist. Entspannen Sie sich dabei – am besten, während Sie ein Bad nehmen.

Die wichtigste Zutat der klassischen Maske ist Heil- oder Tonerde. Sie wirkt magnetisch auf Schmutz und toxische Stoffe und zieht diese aus der Haut heraus. Tonerde enthält wertvolle Mineralien, z. B. Eisen, Magnesium, Zink, Kalium, Kalzium, und Kieselsäure. Dazu können wir noch folgende *Zutaten* nehmen:

| | |
|---|---|
| Aloe Vera: | heilend, pflegend, verjüngend, für alle Hauttypen |
| Avocado: | nährend, für trockene, normale, empfindliche und alternde Haut |
| Blütenwasser: | adstringierend, tonisierend, beruhigend bei gereizter Haut, für alle Hauttypen |
| Eiweiß: | nährend, für empfindliche Haut |
| Eigelb: | für trockene Haut |
| Glyzerin: | feuchtigkeitsregulierend, für fette Haut |
| Hamameliswasser: | adstringierend, beruhigend bei gereizter Haut, für alle Hauttypen |

| Honig: | feuchtigkeitsregulierend, nährend, glättend, entzieht Schmutz, für alle Hauttypen, besonders unreine, trockene oder empfindliche Haut |
|---|---|
| (Bio-)Joghurt: | nährend, feuchtigkeitsspendend, für Akne, empfindliche, fette oder farblose Haut |
| Jojobaöl: | feuchtigkeitsregulierend, heilend, für alle Hauttypen, bei Akne |
| Mandelöl: | feuchtigkeitsspendend, für sehr trockene Haut |
| Weizenkeimöl: | für alternde Haut, Falten, trockene Haut |
| Zitrone: | erfrischend, entfettend, reinigend, für müde Haut |

Entsprechend den Pflege- und Heilwirkungen der ätherischen Öle für die verschiedenen Hauttypen fügen wir den Masken jeweils *4 Tropfen Öle* zu: z. B. Lavendel, Bergamotte, Rose, Jasmin für die *normale Haut;* Thymian, Kampfer, Wacholder, Tea-Tree, Zitrone, Bergamotte bei *Akne;* Lavendel, Römische Kamille, Rose für die *empfindliche Haut* oder bei *roten Äderchen;* Karottensamen, Rose, Sandelholz für die *trockene Haut;* Weihrauch, Patschuli, Zypresse für die *alternde Haut;* Rosmarin, Kampfer, Eukalyptus, Wacholder, Weihrauch bei *fetter Haut* und *(öliger) Seborrhöe.*

*Herstellung:* Wir bereiten eine Maske zu, indem wir 2–3 Eßlöffel Heilerde in eine kleine Schale geben. Dann fügen wir Fruchtfleisch, Joghurt, Honig, ätherische Öle und Flüssigkeit hinzu, so daß sich ein pastöser Brei bildet, der auf die Haut aufgetragen wird. Wenn der Brei zu dünnflüssig wird, kann man noch etwas Heilerde zugeben. Hier einige Rezepte.

## Für normale, trockene und empfindliche Haut

2 EL Heilerde
1 TL Honig oder Avocadoöl
2 TL Wasser *oder* Jojobaöl *oder* Aloe Vera
2 Lavendel
2 Bergamotte

## Bei Akne, unreiner Haut

2 EL Heilerde
1 TL Joghurt
2 TL Jojobaöl *oder* Wasser
2 Wacholder
2 Bergamotte

## Für alternde Haut

2 EL Heilerde
1 EL Honig
2 TL Wasser
2 Weihrauch
2 Neroli

## Für fette Haut

2 TL Heilerde
1 TL Zitrone (Fruchtfleisch)
1 TL Honig
1 TL Wasser
2 Wacholder
2 Kampfer

# Gelmaske

Eine milde Gelmaske mit Aloe Vera und Jojobaöl wirkt weniger straffend und ist eine Wohltat für Ihre Gesichtshaut. Bei der Gelmaske wird keine Tonerde verwendet.

*Zutaten:* 40 g Aloe Vera
40 g Glyzerin
10 g Jojobaöl
7 g Pektin
15–20 Tropfen ätherische Öle
Gesamtmenge: etwa 100 g

*Herstellung:* Füllen Sie das Glyzerin in eine Schüssel, erwärmen Sie es, und streuen Sie das Pektin unter ständigem Rühren langsam zu. Vermeiden Sie Klumpenbildung. Wenn die Masse homogen ist, fügen Sie schnell rührend erst Jojobaöl und dann Aloe Vera und abschließend die ätherischen Öle zu. Die Menge reicht für mehrere Masken. In einen luftdichten Behälter abfüllen und kühl aufbewahren. Nach etwa 8–10 Stunden ist das Gel eingedickt und gebrauchsfertig. Sollte das Gel zu hart werden, können Sie es jederzeit mit etwas Flüssigkeit verdünnen. Wenn Sie wesentlich mehr Aloe Vera oder Öl zufügen, wird aus der Maske eine breiige Packung.

# Packungen

Packungen sind weiche Masken, die auf der Haut nicht trocknen und luftdurchlässig sind. Sie reinigen die Poren, regen die Durchblutung an und straffen die Haut; die Packung kann dabei das ganze Gesicht bedecken. Statt der Heilerde nehmen Sie eine Nährcreme, Quark oder die Zutaten der zuvor genannten Gelmaske (siehe S. 182). Die Packung können Sie eine halbe Stunde auf der gereinigten Gesichtshaut lassen und anschließend mit viel lauwarmem Wasser abwaschen.

*Zutaten:* 2 EL Nährcreme oder Quark
        1 TL Honig oder Joghurt oder Fruchtfleisch
        1 TL Sahne oder Aloe Vera oder Jojobaöl
        4 Tropfen ätherische Öle

*Herstellung:* Wie die Maske (siehe S. 180); analog dazu die Auswahl der ätherischen Öle.

# Schälkur (Peeling)

Bei unreiner, schlechtdurchbluteter Haut und Akne empfiehlt sich eine regelmäßige Schälkur, auch Peeling genannt. Dabei wird die oberste Hautschicht mit ihren abgestorbenen Hautschuppen sanft abgerieben. Die Poren werden frei, Pickel öffnen sich, der Talg kann wieder frei fließen, die Haut wird angeregt, weich und glatt. Vor der Schälkur ist die Gesichtshaut gründlich zu reinigen, ggf. empfiehlt sich ein Dampfbad.

Die *Zutaten* der Schälkur bestehen aus folgenden Mitteln: Mandelkleie mit Biojoghurt, feingeraspelten Mandeln mit Honig oder Creme, blauer Tonerde, Hefe; als Flüssigkeit nimmt man am besten Lavendelwasser und 4–6 Tropfen Tea-Tree oder 3 Tropfen Kampfer.

*Herstellung:* Mischen Sie den Brei (siehe Maske S. 180), und bedecken Sie das Gesicht mit Ausnahme von Hals, Lippen und Augenpartien. Nach 10 Minuten, wenn die Masse gänzlich getrocknet ist, waschen Sie die Masse mit einem angefeuchteten Schwamm unter kreisenden, sanften Bewegungen ab. Anschließend einen Gesichtstoner oder ein Gesichtsöl auftragen.

Es folgen einige Rezepte für die *Körperpflege:*

## Körperöle – Lotions

Für die Körperöle gilt dasselbe wie für Gesichtsöle (siehe S. 159), da die Bestandteile gleich sind: ein hochwertiges Pflanzenöl und ätherische Öle. Die *Herstellung* eines Körperöls ist sehr einfach: Nehmen Sie eine dunkle Flasche, füllen Sie 100 Gramm Pflanzenöl ab, und fügen Sie 40 Tropfen ätherische Öle zu. Sie können dazu das unter »Gesichtsöle« genannte Universalöl (siehe S. 164) nehmen oder sich eines der folgenden Rezepte mischen. Die Menge basiert immer auf 100 Gramm Pflanzenöl (90 Gramm Mandel- oder Jojobaöl und 10 Gramm Weizenkeimöl).

### Für normale Haut

10 Rose
20 Lavendel
10 Bergamotte

# Für gereizte Haut

Jojobaöl
15 Römische Kamille
10 Rose
15 Geranie

# Für alternde Haut

15 Weihrauch
15 Lavendel
15 Patschuli

# Für fette Haut oder ölige Seborrhöe

15 Zypresse
15 Zeder
15 Weihrauch

# Für trockene Haut

15 Geranie
15 Lavendel
15 Rosenholz

## Jojoba – Bodylotion

Hier ein Rezept für eine sehr pflegende, feuchtigkeitsspendende Körperlotion, welche die Haut glättet und ihr seidigen Glanz gibt. Eine dünn aufgetragene Bodylotion ist nach jedem Duschen mit hartem Leitungswasser oder dem Schwimmen in Chlorwasser wichtig, damit der Haut wieder Öl und Feuchtigkeit zugeführt werden. Hartes Leitungswasser in Verbindung mit einer stark alkalischen oder synthetischen Seife führt zu Hautjucken und Spannungsgefühlen.

*Zutaten:* 25 g Lanolin anhydrit
25 g Kakaobutter
125 g Jojobaöl
50 g Mandelöl
25 g Weizenkeimöl
1 EL Vitamin-E-Öl
50 Tropfen ätherische Öle
Gesamtmenge: etwa 250 g

*Herstellung:* Alle Zutaten im Wasserbad schmelzen, bis eine klare Flüssigkeit entstanden ist, und gut verrühren. Aus dem Wasserbad nehmen, langsam weiterrühren, bis sich die Mischung abgekühlt hat. Abschließend ätherische Öle zufügen, nochmals umrühren und abfüllen. Dieses Körperöl wird wegen seines hohen Jojoba- und Weizenkeimöl-Gehaltes kaum ranzig. Gering dosieren. Es eignet sich für alle Hauttypen.

# Körpertoner

Körpertoner sollen die Körperhaut erfrischen und anregen. Sie unterscheiden sich nicht wesentlich von den Gesichtstonern. Stellen Sie am besten eine große Menge her, füllen Sie die Bedarfsmenge in eine Flasche mit Spritzverschluß ab, und heben Sie den Rest im Kühlschrank auf. Sehr erfrischend wirkt das morgendliche Einreiben nach dem Duschen oder am Abend nach dem Bad. Hier einige Vorschläge:

## Rosmarin-Toner

500 ml reines, abgekochtes Wasser
50 ml Obstessig
20 Rosmarin
(reinigend und erfrischend)

## Blütenwasser-Toner

500 ml Rosenwasser
1 Spritzer Obstessig
10 Rosenholz
10 Bergamotte
(adstringierend, kühlend, beruhigend)

## Toner für unreine, fette Haut

250 ml reines, abgekochtes Wasser
10 ml reiner, hochprozentiger Alkohol
2−3 g Borax oder Alaun
20 Geranie
10 Zitrone
(reinigend, desinfizierend, adstringierend)

## Sonnenschutz und Bräunung

### Sonnenschutzcreme

*Zutaten:* 40 g Orangenblütenwasser oder Aloe Vera
40 g Sesamöl oder Avocadoöl
15 g Lanolin anhydrit
5 g Bienenwachs
20 Lavendel
Gesamtmenge: etwa 100 g

*Herstellung:* Bienenwachs und Lanolin schmelzen, Pflanzenöl zugeben, auf 60 Grad erwärmen. Gleichzeitig Blütenwasser oder Aloe Vera auf dieselbe Temperatur erwärmen. Beides vom Herd nehmen und langsam Blütenwasser oder Aloe Vera unter ständigem, langsamem Rühren dem Öl zufügen, bis die Masse fast erkaltet ist. Zum Schluß das ätherische Öl zufügen, nochmals umrühren, abfüllen, kühl aufbewahren. Sesamöl hat einen mittleren Sonnenschutzfilter, Aloe Vera regeneriert und heilt (im Fall leichter Verbrennungen). Lavendel heilt ebenfalls und ist ein ideales Öl gegen Sonnenbrand.

# Sonnenschutzöl

Dieses Öl schützt durch Lavendel, Sesam- oder Avocadoöl und bräunt durch Karottensamen. Es bewahrt die Haut vor dem Austrocknen und muß nicht nach jedem Sprung ins Wasser neu aufgetragen werden.

*Zutaten:* 80 ml Sesamöl oder Avocadoöl
20 ml Weizenkeimöl
1 EL Vitamin-E-Öl
30 Lavendel
10 Karottensamen
Gesamtmenge: etwa 100 ml

*Herstellung:* Alle Zutaten in eine dunkle Flasche füllen, gut durchschütteln. Das Öl nicht in der Sonne liegenlassen.

# Bräunungsöl

Dieses Öl eignet sich nur bei leichter bis mittlerer Sonnenstrahlung, jedoch nicht im Sonnenstudio oder bei starker, natürlicher Sonnenstrahlung. Es bewahrt die Haut vor dem Austrocknen.

*Zutaten:* 90 ml Haselnußöl
10 ml Weizenkeimöl
30 Bergamotte
10 Zitrone
Gesamtmenge: etwa 100 ml

*Herstellung:* Alle Zutaten in eine dunkle Flasche füllen, gut durchschütteln. Lassen Sie das Öl nicht in der Sonne liegen.

## Bräunungswasser

Dieses Bräunungswasser ist eine Kombination von Substanzen, die Ihre Haut leicht bräunen und gleichzeitig vor Entzündung und Sonnenbrand schützen.

*Zutaten:* 50 ml destilliertes Wasser
50 ml Hamameliswasser
20 Bergamotte
20 Lavendel
Gesamtmenge: etwa 100 ml

*Herstellung:* Alle Zutaten in eine dunkle Flasche geben und gut durchschütteln. Nicht in der Sonne liegenlassen, kühl aufbewahren.

## After-Sun-Lotion

Nehmen Sie das Universalöl, das bei den Gesichtsölen beschrieben ist (siehe S. 164), und fügen Sie auf 100 g Öl 40 Tropfen Lavendel und 10 Tropfen Rose hinzu.

## After-Sun-Bad

Baden Sie in einer Mischung aus 6 Tropfen Lavendel, 4 Tropfen Karottensamen, 2 Eßlöffel Jojobaöl und 1 Eßlöffel Bienenhonig.

Schließlich noch ein paar Rezepte für die *Hand-, Nagel-, Fuß-* und *Mundpflege:*

# Handwäsche und -pflege

## Glyzerin-Handwaschgel für trockene, rissige Hände

*Zutaten:* 3 TL Pektin bzw. Agar-Agar
80 g Glyzerin
80 g Hamameliswasser oder Aloe Vera
6 EL Bienenhonig
15 Römische Kamille
10 Lavendel
Gesamtmenge: etwa 180 g

*Herstellung:* Hamameliswasser oder Aloe Vera erhitzen, Agar-Agar bzw. Pektin darin auflösen und zu einer homogenen Mischung verrühren. Aus dem Wasserbad nehmen, Glyzerin einrühren und auf 35 Grad abkühlen lassen. Zum Schluß Honig und ätherische Öle einrühren. Unbedeckt abkühlen lassen, bis die Masse geliert ist. Durch Zugabe von Flüssigkeit kann das Gel jederzeit dünnflüssiger gemacht werden. Agar-Agar lösen Sie am besten auf, indem Sie es mindestens 1 Stunde in einer Flüssigkeit einweichen und erst dann erhitzen und verrühren.

## Pflegendes Handwaschgel

Dieses Handwaschgel desinfiziert, reinigt und pflegt die Haut.

*Zutaten:* 300 ml abgekochtes Wasser
100 ml Hamameliswasser
100 g Glyzerinseife oder Pflanzenseife
2–3 EL Pektin

2 EL Honig
2 g Borax (wahlweise)
10 Lavendel
10 Römische Kamille
Gesamtmenge: etwa 450 ml

*Herstellung:* Wasser und Hamameliswasser erhitzen, Borax darin auflösen und verrühren, die Seife dazugeben und auflösen. Zuvor etwa 2–3 Tassen von dem Wasser getrennt erhitzen, Pektin langsam einstreuen und so lange verrühren, bis es sich völlig aufgelöst hat. Nun das Pektin der Seifenlösung zufügen, verrühren und abkühlen lassen. Wenn es nur noch handwarm ist, Honig und ätherische Öle hinzufügen, nochmals umrühren und am besten in eine Flasche mit Spritz- oder Pumpverschluß abfüllen. Nach einigen Stunden ist die Masse geliert und gebrauchsfertig. Wenn das Gel zu dick geworden ist, kann man es mit etwas Wasser verdünnen. Ist die Masse zu dünnflüssig, kann man noch einmal etwas Pektin, in warmem Wasser aufgelöst, zufügen. Bei besonders spröden, rissigen Händen und verletzter Haut nimmt man anstelle von Lavendel besser Myrrhe.

## Handpflegeöl

Dieses sehr ergiebige Öl empfiehlt sich bei trockenen, wunden Händen und nach Kontakt mit aggressiven Substanzen.

*Zutaten:* 4 EL Lanolin
6 EL Oliven- oder Jojobaöl
10 Römische Kamille
Gesamtmenge: etwa 50 ml

*Herstellung:* Lanolin schmelzen, bis es flüssig ist, dann aus dem Wasserbad nehmen. Olivenöl zufügen, verrühren und abkühlen lassen. Wenn die Mischung fast erkaltet ist, ätherisches Öl hinzufügen, nochmals kurz umrühren, abfüllen.

# Nagelpflege

## Pflegeöl für die Nägel

*Zutaten:* 25 ml Mandelöl
2 Lavendel
2 Sandelholz
2 Zypresse

*Herstellung:* Mandelöl in einer kleinen Schale erwärmen, Öle hinzufügen, die Fingerspitzen darin 10 Minuten ruhen lassen und die Fußnägel mit der warmen Lösung einstreichen.

## Pflegeöl für brüchige Nägel

*Zutaten:* 20 ml Pflanzenöl
20 Zitrone

*Herstellung:* Öle in eine kleine dunkle Flasche geben, gut durchschütteln und die Nägel regelmäßig damit einstreichen.

# Fußpflege

Fußbäder tun den Füßen gut und fördern das Allgemeinbefinden. Selbst Kopfschmerzen kann man mit einem erfrischenden Pfefferminzbad behandeln. Erhitzen Sie etwa 5 Liter Wasser, und geben Sie anschließend folgende Mischungen in die Schüssel:

## Gegen Schweißfüße

3 Lavendel
3 Salbei
3 Zypresse
*oder*
3 Muskatellersalbei
3 Wacholder
3 Zypresse
*oder*
6 Fichtennadel

## Bei müden, schmerzenden Füßen

5 Wacholder
3 Rosmarin
2 Lavendel

# Mundpflege

## Kleine Mundwäsche bei Mundgeruch

1 Pfefferminz
1 Thymian *oder* Bergamotte
1 großes Glas Wasser
(Gurgeln, nicht trinken!)

# Antiseptische Mundwäsche

3 Bergamotte
2 Lavendel
1 großes Glas Wasser
(Gurgeln, nicht trinken!)

# Mundwasser zur Zahnfleischpflege

500 ml reines Wasser
3 TL Brandy
3 Pfefferminz
3 Thymian
3 Fenchel
(Gurgeln, nicht trinken!)

# Rezepte für das aromatische Bad

Eine der angenehmsten und wirkungsvollsten Methoden der Hautpflege ist ein aromatisches Bad. Die Kombination von Wasser, Wärme und wohlriechenden Essenzen hat mehrere Vorzüge, da Sie Ihre Haut mit den ätherischen Ölen reinigen, pflegen oder heilen, gleichzeitig mit Zusätzen wie Pflanzenöl nähren und einfetten – ein wichtiger Effekt für die normale, trockene und alternde Haut – und außerdem stimulierende Düfte einatmen, die auf Ihr Gemüt und allgemeines Wohlbefinden wirken. Baden entspannt Körper und Geist. Machen Sie sich mit einem aromatischen Bad eine entspannende Stunde. Kerzenlicht und Ihre Lieblingsmusik werden die Badefreuden mit köstlichen Düften abrunden.

Würden Sie das ätherische Öl einfach in das Wasser tropfen, dann könnten Sie beobachten, daß es meistens auf der Wasseroberfläche schwimmt. Einige ätherische Öle sind hydrophiler, d. h. wasserlöslicher, als andere. Um sie gleichmäßig aufzulösen, mischt man ätherische Öle am besten vor dem Baden mit etwas pflanzlichem Öl und gibt sie zum Schluß in die volle Wanne. (Sie können natürlich auch nur die Essenz ins Wasser tropfen.) Das Pflanzenöl beugt auch der austrocknenden Wirkung des chemisch aufbereiteten, heißen Wassers vor; zum Enthärten geben Sie beim Einlaufen 1 Eßlöffel Obstessig unter den Wasserstrahl. Als Badezusätze können Sie auch Vollmilch, Sahne und Honig nehmen. Die Haut wird dadurch sehr weich, geschmeidig und erhält einen Feuchtigkeitsschutzmantel. Spannende, spröde und juckende Haut – eine häufige Folgeerscheinung des Badens in hartem Wasser und chemischen Badezusätzen – bleibt Ihnen erspart. Leiden Sie unter einem der genannten Symptome, dann mischen Sie das ätherische Öl mit den Zusätzen in einem Becher, und rühren Sie es gleichmäßig und langsam in das Badewasser ein. Bei sehr fettiger Haut sind gelegentliche Bäder mit einer hautfreundlichen Seife und Obstessig angebracht. Die Verwendung von Seife beeinträchtigt die Wirksamkeit der ätherischen Öle; sie können dann die Haut nicht so gut durchdringen und stimulieren. Deswegen sollte man Reinigungsbäder mit Seife ohne Essenzen durchführen.

Das Pflegebad sollte mit einer reinigenden Dusche beginnen. Damit wird die Haut aufnahmefähiger für die Essenzen. Dann läßt man das Badewasser ein und mischt währenddessen das Badeöl. Vollkommen wird die Pflegezeremonie, wenn man eine Gesichtsmaske oder Packung auflegt. Legen Sie sich dann in die Wanne, entspannen Sie sich, bewegen Sie das Wasser gelegentlich mit den Händen sanft hin und her, damit sich die ätherischen Öle auf Ihrem ganzen Körper verteilen, und atmen Sie die Düfte ein. Nach 20–30 Minuten hat die Haut die ätherischen Öle aufgenommen. Nach dem Bad werden Sie, wenn Sie Pflanzenöl zugefügt haben, einen feinen Ölfilm auf der Haut haben, den Sie nicht abreiben oder abduschen sollten. Tragen Sie besser einen anregenden Körpertoner oder ein pflegendes Körperöl auf, waschen Sie Ihre Maske ab, schlüpfen Sie in einen Bademantel, und lassen Sie die Öle weiterwirken. Ihre Wohnung wird anschließend nach ätherischen Ölen duften und eine angenehme Atmosphäre verbreiten.

Sie können Ihre Badeöle in großen Mengen herstellen, indem Sie etwa 100 Milliliter Pflanzenöl (Jojoba-, Mandel-, Olivenöl) mit etwa 60 Tropfen ätherischem Öl mischen, das Sie in einer dunklen Flasche aufbewahren. Das ergibt 10 Eßlöffel Badeöl. Wenn Sie jedem Bad 1 Eßlöffel zufügen, haben Sie eine Mischung von 10 Milliliter Pflanzenöl und 6 Tropfen ätherischen Ölen. Natürlich können Sie sich speziell für jedes Bad eine Mischung zubereiten. Ab Seite 257 finden Sie Tabellen, die Ihnen erlauben, sich Ihr Badeöl entsprechend Ihrem Gemüts-, Körper- oder Hautzustand zu mischen. So können Sie stimmungserhellende, anregende, aphrodisierende und beruhigende Bäder ganz nach Wunsch nehmen. Soll sich Ihr Badeöl *vollständig* im Wasser auflösen, müssen Sie auf 100 Milliliter

Pflanzenöl 1 Teelöffel Tween 80 zufügen. Da Tween keine pflanzliche Substanz ist, wende ich es nicht an, sondern nehme in Kauf, daß die Öle nicht völlig aufgelöst auf dem Badewasser schwimmen. Wenn Sie ein Pflegebad für Ihr Kind machen wollen, nehmen Sie geringe Mengen milder und pflegender Öle. Römische Kamille, Neroli, Mandarine, Orange, Rose und Honigöl sind gute Kinderöle. Sie machen die Haut nicht nur weich und heilen kleine Wunden, sondern duften auch sehr angenehm.

Beachten Sie bitte die Hinweise auf *mögliche Hautreizung empfindlicher Haut* und weitere Einschränkungen bei einigen Ölen auf Seite 47.

## Reinigungsbäder

### Für jeden Hauttyp (belebt Kreislauf, reinigt Poren)

3 Basilikum
3 Rosmarin
3 Zitrone

### Für unreine und müde Haut

6 Salbei
2 Zitrone
2 Tassen Obstessig

# Pflegebäder

## Für alternde Haut

4 Neroli
4 Lavendel
2 EL Honig
2 EL Avocadoöl

## Für fette Haut

6 Basilikum
2 Zitrone
2 Tassen Obstessig

## Für trockene Haut

6 Karottensamen
6 Bergamotte
2 EL Pflanzenöl
1 EL Honig

## Für normale Haut

5 Lavendel
5 Bergamotte
2 EL Pflanzenöl
1 EL Honig
*oder*
4 Neroli
2 Rose
1 EL Vollmilch
1 EL Honig

*oder*

90 ml Mandöl
10 ml Weizenkeimöl
5 ml Vitamin-E-Öl
20 Römische Kamille
20 Lavendel
(Vorratsmischung)

## Weitere Bäder

### Entgiftungsbad

2 Geranie
2 Rosmarin
2 Wacholder
2 Lavendel

### Heilbad für unreine Haut, Akne, Pickel

6 Tea-Tree
6 Lavendel

### Sommerbadeöl

90 ml Avocado- oder Jojobaöl
10 ml Weizenkeimöl
40 Lavendel
20 Zitrone
(Vorratsmischung)

## Après-Sun-Bad

6 Lavendel
4 Karottensamen
2 EL Mandel- oder Jojobalöl


## Sonnenbrand-Bad

4 Pfefferminz
6 Lavendel
2 EL Jojobaöl
1 EL Honig
(kühlend, erfrischend, heilend)

Als *Erfrischungswasser nach dem Bad* empfehle ich eine
Mischung aus 250 Milliliter Obstessig, 250 Milliliter reinem
Wasser, 10 Tropfen Lavendel und 10 Tropfen Rose. Sie füllen alle
Zutaten in eine Flasche und schütteln sie kräftig durch. Etwas
davon geben Sie auf einen Waschlappen und reiben damit den
Körper ab. Dieses Körperwasser erfrischt, reinigt, fördert die
Durchblutung, pflegt und eignet sich hervorragend für fette und
unreine Haut. Nehmen Sie weniger Obstessig, wenn Sie den
Duft nicht vertragen.

# Spezielle Heilrezepte

Im folgenden gebe ich Ihnen einige nützliche Behandlungstips und Heilrezepte für Krankheiten, Irritationen, Funktionsstörungen und Verletzungen von Haut und Gewebe, die Sie ohne ärztliche Aufsicht selbst behandeln können. Im Zweifelsfall oder wenn sich keine Besserung einstellt, sollten Sie einen Arzt um Rat fragen; denn manchmal vollbringen auch ätherische Öle keine Wunder. Diese sind besonders konzentriert in der *Heilsalbe* enthalten. Dadurch unterscheidet sie sich von einer Pflegecreme. Sie zieht nicht schnell ein, sondern legt einen feinen Schutzfilm über die Haut. Der Fettfilm der Haut löst die ätherischen Öle auf, so daß sie gut eindringen und ihre Heilwirkungen entfalten. Eine Heilsalbe sollte 2–3% ätherische Öle enthalten. Wenden Sie sie nur an, wo sie notwendig ist.

## Kalte Abszesse

Behandeln mit heißen Kompressen. Öle: Bergamotte, Immortelle, Lavendel, Römische Kamille, Knoblauch oder Tea-Tree; etwa 15 Tropfen auf 1 Liter abgekochtes, heißes Wasser. Die Mischung sollte immer Lavendel enthalten. Sie beruhigt ihre Schwellung und Entzündung und macht sie schmerzfrei. Ein Mundabszeß kann auch von außen behandelt werden, am wirkungsvollsten ist aber eine Mundspülung mit Bergamotte.

# Warme Abszesse

Behandeln mit kalten Kompressen. Öle: Immortelle, Zwiebel; etwa 15 Tropfen auf 1 Liter kaltes Wasser. Die Mischung beruhigt und heilt die Entzündung.

# Akne

Stellen mit einer speziell entzündungshemmenden, antiseptischen Akne-Salbe behandeln. Verwenden Sie auf der Grundlage der *Jojoba-Heilsalbe* (Rezept siehe S. 209) 30 Tropfen Tea-Tree und 10 Tropfen Lavendel. Tragen Sie die Salbe morgens und abends auf die gereinigte Haut auf; verwenden Sie auf jeden Fall ein Pflegeöl (siehe Rezepte S. 159 ff.) gegen Akne.

# Bindegewebsschwäche

Behandeln Sie die Stellen mit einer Mischung aus 50 Milliliter Jojobaöl, 50 Milliliter Weizenkeimöl, 20 Tropfen Rosenholz, 5 Tropfen Rose. Massieren Sie die Bereiche regelmäßig mit diesem Funktionsöl.

# Blasen

Behandeln Sie Blasen direkt mit Lavendel pur oder auf sterilem Verband oder Pflaster. Wenn die Blase naß ist oder sich nicht bessert, tragen Sie Lavendel und Myrrhe pur (1:1) auf.

# Blaue Flecke, Blutergüsse

Behandeln mit eiskalten Kompressen (Lavendel, Fenchel, Ysop oder Petersilie). Die Mischung sollte immer Lavendel enthalten. Mischen Sie 1 Liter Wasser mit 15 Tropfen ätherischer Öle. Tragen Sie später ein Funktionsöl oder eine Creme mit Rosmarin auf, damit die Blutzirkulation angeregt und die Blutansammlung aufgelöst wird.

# Ekzeme, Flechten

Behandeln mit einer Mischung aus 50 Milliliter Aloe Vera, 20 Tropfen Lavendel, 20 Tropfen Immortelle oder Tea-Tree täglich.

# Fußpilz

Behandeln mit Lavendel, Myrrhe und/oder Tea-Tree. Mischen Sie 50 Milliliter Pflanzenöl mit 30 Tropfen Lavendel und 30 Tropfen Myrrhe oder mit 40 Tropfen Tea-Tree und 20 Tropfen Lavendel. Dies ist eine starke, 3%ige Mischung. Reiben Sie damit morgens und nachts die Füße ein (nachts Socken anziehen!).

# Fußnagelpilz

Die Wahrscheinlichkeit, daß Sie diesen Pilz vollständig vernichten, ist sehr gering, denn er nistet sich tief in das Nagelbett ein. Meist kann man nur verhindern, daß er sich weiter ausbreitet. Diesen hartnäckigen Pilz behandeln Sie mit einer Alkohol-Lavendel-Tea-Tree-Mischung oder purem Tea-Tree. Der Alkohol trocknet die Haut aus. Statt Trea-Tree kann auch Myrrhe genommen werden. Mischen Sie 50 Milliliter reinen, hochprozentigen Alkohol mit 20 Tropfen Tea-Tree und 10 Tropfen Lavendel. Pinseln Sie mit der Mischung die möglichst kurz geschnittenen Nägel morgens und nachts gründlich ein. Nach einer Woche behandeln Sie ihn wie bei der Fußpilz-Behandlung mit einer Ölmischung weiter.

## Hautentzündung

Behandeln mit Heilölen oder Heilbädern. Stark entzündungshemmende Öle sind Benzoe, Bergamotte, Eukalyptus, Geranie, Immortelle, Blaue Kamille, Lavendel, Myrrhe, Pfefferminz, Tea-Tree. Mischen Sie 50 Milliliter Jojobaöl oder Aloe Vera mit 60 Tropfen ätherischer Öle (3 %ige Lösung).

## Hautpilz

Behandeln Sie die betreffenden Hautstellen täglich mit einer Mischung aus 50 Milliliter Jojobalöl, 50 Tropfen Tea-Tree oder ersatzweise Eukalyptus und 10 Tropfen Lavendel (bei empfindlicher Haut geringer dosieren). Wenn sich der Hautpilz auf viele Bereiche des Körpers ausgebreitet hat, helfen aromatische Bäder mit diesen Ölen.

# Herpes

Lippenbläschen betupfen Sie mehrfach täglich mit purem Melissenöl; Genitalherpes behandeln Sie auf der Grundlage der *Jojoba-Heilsalbe* (Rezept siehe S. 209) mit 20 Tropfen Melisse und 5 Tropfen Rose. Machen Sie regelmäßige Hüftbäder mit Melisse und Rose (Mischungsverhältnis 4:1). Melisse ist leicht hautreizend. Diese Behandlungen wirken auch bei *Gürtelrose*.

# Hühneraugen

Mit puren Ölen wie *Warzen* behandeln.

# Krampfadern

Behandeln Sie *täglich* Ihre Beine mit einer Mischung aus 100 Milliliter Mandelöl, 40 Tropfen Rosmarin, 40 Tropfen Zypresse oder Wacholder, 20 Tropfen Zitrone. Dies ist eine starke, 2%ige Mischung. Massieren Sie damit die Beine, aber nie die Krampfader direkt. Nehmen Sie entsprechende Heilbäder, bei denen das Wasser nur die Beine bedeckt. Mischen Sie 6 Tropfen Rosmarin, 6 Tropfen Zypresse und 4 Tropfen Zitrone für dieses Bad. Bei Unverträglichkeit von Zitrone (hautreizend) nehmen Sie Wacholder. Nach Bad und Massage sollten Sie die Beine höher als den Kopf legen und ruhen; nehmen Sie ergänzend Vitamin E und C ein, essen Sie viel Knoblauch!

# Pickel

Pickel behandeln Sie lokal auf der Grundlage der *Jojoba-Heilsalbe* (Rezept siehe S. 209) mit 30 Tropfen Tea-Tree und 10 Tropfen Lavendel. Tragen Sie die Salbe täglich morgens und abends auf die gereinigte Haut auf; oder tupfen Sie einige Tropfen Tea-Tree, Lavendel oder Zitrone pur auf die Pickel.

## Schwielen

Mit Knoblauch pur regelmäßig behandeln.

## Sonnenbrand

Siehe Sonnenbrand-Bad S. 201 und After-Sun-Lotion S. 190.

## Vernarbung

Mischen Sie ein 2%iges Heilöl aus 100 Milliliter Jojoba- oder Mandelöl, 20 Tropfen Neroli, 10 Tropfen Lavendel, 10 Tropfen Bergamotte, 10 Tropfen Weihrauch. Oder stellen Sie mit den entsprechenden ätherischen Ölen eine *Aloe-Vera-Heilsalbe* (siehe S. 209) her. Täglich auftragen, möglichst vor dem Schlafen.

# Warzen

Tragen Sie täglich pur 1–2 Tropfen Lavendel, Knoblauch, Nelke, Tea-Tree (ersatzweise Eukalyptus) Thuja oder Zitrone auf. Decken Sie die Warze anschließend mit einem Pflaster ab. Nach erfolgreicher Behandlung können Sie mit Weizenkeim- oder Vitamin-E-Öl und Lavendel die Heilung und Vernarbung beschleunigen.

## Wunden, wunde Haut

Wunden und wunde Haut behandeln Sie lokal mit einem speziellen Heilöl, -salbe oder -wasser.

*Wundöl:* Mischung aus 20 Milliliter Jojobaöl und 5 Tropfen Rose. Ein antiseptisches Öl mit den heilenden und zytophylaktischen Kräften des Rosenöls. Fein auftragen.

*Wundwasser:* 50 Milliliter Aloe Vera, 10 Tropfen Bergamotte, 30 Tropfen Lavendel. Eine mittelstarke, 2%ige Mischung; desinfizierend, entzündungshemmend, antiseptisch, heilungsfördernd. Als Kompresse oder Verband auflegen. Im Notfall kann man sich auch mit destilliertem oder abgekochten Wasser behelfen.

*Wundreinigung:* Wunde mit Mischung aus destilliertem oder abgekochtem Wasser (am besten mit Aloe Vera) und 2% Tea-Tree waschen. Auf 2 Eßlöffel Wasser (etwa 20 Milliliter) 15 Tropfen Tea-Tree nehmen.

*Wundsalben:* Regelmäßig auftragen.
Die *Vaseline-Salbe* als leichte Wundsalbe für alle Fälle ist am einfachsten herzustellen. Erwärmen Sie 50 Gramm Vaseline in einem kleinen Glasbehälter, bis die Vaseline flüssig ist. Dann fügen Sie 15 Tropfen Bergamotte oder Römische Kamille, 20 Tropfen Lavendel und 5 Tropfen Tea-Tree (ersatzweise Euka-

lyptus) zu. Gut verrühren und kühl aufbewahren. Diese 2%ige Salbe basiert auf einem Mineralöl und zieht nicht in die Haut ein.

Die *Jojoba-Heilsalbe* ist der Vaseline-Salbe vorzuziehen. Sie ist sehr ergiebig, zieht gut ein; die Heilkräfte des Jojobaöls und der ätherischen Öle ergänzen sich.

*Zutaten:* 60 g Jojobaöl
15 g Bienenwachs
40 Tropfen ätherische Öle
Gesamtmenge: etwa 75 g

*Herstellung:* Erhitzen Sie Bienenwachs und Jojobaöl, bis eine klare Schmelze entstanden ist. Dann nehmen Sie die Mischung aus dem Wasserbad, verrühren sie gut, bis sie handwarm ist, und fügen 40 Tropfen ätherische Öle zu; nochmals umrühren, abfüllen. Die Masse wird nach kurzer Zeit cremig. Diese Salbe eignet sich besonders zur Behandlung von Schürf-, Schnitt- und Brandwunden; hierfür nehmen Sie 30 Tropfen Lavendel oder Römische Kamille und 10 Tropfen Bergamotte. Auch schlechtheilende Wunden können Sie mit Jojoba-Heilsalbe oder mit Olivenöl und Lavendel (Mischungsverhältnis 10:1) erfolgreich behandeln.

Die *Aloe-Vera-Heilsalbe* hat noch mehr Heilkraft; sie ist aus der Jojoba-Heilsalbe entstanden.

*Zutaten:* 60 g Jojobaöl
15 g Bienenwachs
5 g Kakaobutter
30–40 g Aloe Vera
60 Tropfen ätherische Öle
Gesamtmenge: etwa 120 g

*Herstellung:* Schmelzen Sie Bienenwachs und Kakaobutter. Wenn eine klare Schmelze entstanden ist, fügen Sie das Jojobaöl zu und erwärmen die Mischung auf 60 Grad. Erwärmen Sie Aloe Vera ebenfalls auf 60 Grad. Nehmen Sie beide Mischungen aus dem Wasserbad. Fügen Sie Aloe Vera langsam und gleichmäßig rührend der Fettmischung zu. Lassen Sie die Masse abkühlen, bis sie handwarm ist, geben Sie die ätherischen Öle zu, rühren Sie nochmals um; anschließend abfüllen und kühl aufbewahren. Durch den Aloe-Vera-Anteil können Sie die Konsistenz der Salbe bestimmen. Wenn Sie mehr als 40 Gramm Aloe Vera zufügen, wird die Salbe dünnflüssig und läßt sich gut verstreichen. Dieser Heilsalbe können Sie dieselben ätherischen Öle wie der Jojoba-Heilsalbe beigeben. Nehmen Sie aber wegen der größeren Gesamtmenge insgesamt 60 Tropfen.

## Zellulitis

Behandeln Sie Zellulitis mit einem Hautfunktionsöl, und nehmen Sie zweimal wöchentlich ein Zellulitis-Bad (Hüftbad). Die Behandlung sollte sich über mehrere Monate erstrecken und durch Massagen und körperliche Bewegung ergänzt werden. Jede Aktivität schafft Besserung.

### Zellulitis-Massageöl

50 ml Weizenkeimöl
50 ml Jojobaöl
*und*
10 Geranie
20 Orange
10 Zypresse
*oder*
10 Geranie
10 Orange
20 Origano

# Zellulitis-Bademischung

5 Wacholder
3 Orange
3 Zypresse
3 Zitrone
*oder*
5 Fenchel
3 Wacholder
3 Zypresse
3 Orange

# Rezepte für Massageöle

Neben der richtigen Pflege ist die Massage des Körpers und des Gesichts ein wirkungsvolles Mittel, um die Hautfunktionen anzuregen und etwas für die Schönheit zu tun. Durch die Reibung wird die oberste Hornschicht der Haut abgeschuppt; Sie unterstützen damit die Regeneration und Atmung der Haut, gleichzeitig machen Sie die Haut für pflegende und heilende Substanzen aufnahmebereiter. Entschlackung und Entgiftung des Körpers sind dabei ein nützlicher Nebeneffekt.

Ihre Körpermassage sollte mit einem nährenden und anregenden Körperöl durchgeführt werden. Dazu nimmt man ein pflanzliches Öl (Mandel-, Jojoba-, Avocado- oder Weizenkeimöl) und ätherische Öle. Hier können Sie nach Herzenslust mit den Düften spielen. Wenn Sie die Dufttabellen im Anhang Seite 259 nachschlagen, finden Sie bestimmt genügend Anregungen, um sich ein exquisites, wohlriechendes Massageöl zu mischen. Bei der Wahl der ätherischen Öle können Sie sich entweder von Ihrer Nase leiten lassen und die Ihnen angenehmsten Düfte auswählen, oder Sie zielen mittels der Ihnen bekannten Wirkungen der Öle auf ganz bestimmte Reaktionen von Körper und Emotionen ab. In den meisten Fällen ist das Öl, dessen Duft man bevorzugt, auch das richtige für einen Ausgleich der Emotionen.

Das Wirkungsspektrum der Massage ist breit: Sie können sich mit einer Massage allgemein körperlich und geistig anregen, die Nerven entspannen, Emotionen ausgleichen, Stimmungen aufhellen, Ängste, Kummer und Sorgen vertreiben. Die Öle können in Verbindung mit einer Massage auch die Durchblutung anregen, Muskeln und Haut tonisieren, Muskelschmerzen, Hautkrankheiten, Rheuma, müde Beine, Zellulitis usw. lindern.

Die *Herstellung* eines Massageöls ist sehr einfach; Sie mischen etwa 40 Tropfen ätherische Öle mit 100 Milliliter Pflanzenöl und fügen immer etwa 10 Milliliter Weizenkeimöl zu, um die Oxidation der Mischung möglichst lange zu verzögern; bei Jojobaöl ist das nicht notwendig. Sie füllen den Inhalt in eine dunkle Flasche, schütteln den Inhalt kräftig durch – und fertig ist Ihr Massageöl. Lassen Sie sich nicht von dem Begriff »Massageöl« verwirren, Sie können jedes Körperöl oder auch eine auf Öl basierende Feuchtigkeitslotion zur Massage benutzen. Anhand der Beschreibung der ätherischen Öle im zweiten Kapitel (siehe S. 55) und der Tabellen (siehe S. 83 f.) können Sie sich die gewünschte bzw. notwendige Mischung leicht herstellen. Wenn Sie sich ein Massageöl herstellen wollen, das auch der Hautpflege dienen soll, nehmen Sie die Ihrem Hauttyp entsprechenden ätherischen Öle (siehe S. 132 f.). Hier einige Rezepte auf der Basis von 100 Milliliter Pflanzenöl:

## *Massageöle für das psychische Wohlbefinden*

### *Anregung*

25 Rosenholz
10 Geranie
5 Orange

### *Entspannung*

20 Lavendel
15 Muskatellersalbei
5 Melisse

# Nervosität, Streß, Depression

20 Ylang Ylang
10 Patschuli
10 Jasmin

# Körperfunktions-Massageöle

## Bindegewebsschwäche

50 ml Weizenkeimöl
40 Lavendel,

## Müde, schmerzende Beine

20 Rosmarin
15 Lavendel
5 Pfefferminz

## Zellulitis

Jojoba- oder Weizenkeimöl
20 Orange
20 Zypresse
10 Salbei

## Straffung der Haut

25 Lavendel
5 Neroli
5 Rose
5 Weihrauch

## Gewichtsabnahme

20 Wacholder
15 Zypresse
5 Rosmarin

(nur die Fettpolster damit behandeln, allgemein anregend)

## Mehr Busen

15 Ylang Ylang
15 Geranie

(muß täglich über mehrere Monate angewendet werden)

## Hautfunktionsöl

70 ml Jojoba- oder Mandelöl
20 ml Arnikaöl
10 ml Weizenkeimöl
20 Rosenholz
10 Geranie
10 Orange

(durchblutungsfördernd, regenerierend, belebend, hautnährend, hautglättend)

Hier einige Anleitungen zur *Durchführung der Massage:* Wir beginnen bei den *Füßen,* unserem Kontakt zur Erde. Viele Menschen beachten Ihre Füße kaum, wahrscheinlich weil sie so weit vom Kopf entfernt sind, der zum Mittelpunkt ihres Lebens geworden ist. Man hat jedoch festgestellt, daß sich auf der Fußsohle für jedes Organ und jeden Teil des Körpers eine entsprechende Reflexzone befindet. Durch Massage der Zonen können Organe, ohne daß sie berührt werden, stimuliert werden. Sie sollten also Ihre Füße ruhig öfter massieren, nicht nur, wenn sie schmerzen oder müde sind. Vor allem für diejenigen, die aus beruflichen Gründen viel stehen oder gehen, ist eine Fußmassage (nach einem entspannenden oder erfrischenden Fußbad mit Lavendel oder Pfefferminz) empfehlenswert. Massieren Sie die Füße kräftig, indem Sie reiben, kneten, klopfen und mit den Handknöcheln von den Zehen bis zum Ballen entlangfahren. Wenn es irgendwo schmerzt, ist das ganz normal – eine Reflexzone reagiert, oder ein Muskel ist verkrampft. Abschließend ziehen Sie mit beiden Händen und leicht gespreizten Fingern unter starkem Druck Linien auf der Fußoberfläche von den Zehen bis zu den Knöcheln. Mit derselben Technik gehen Sie nun zu den *Fesseln* und *Waden* über und massieren von unten nach oben; bei Krampfadern nie die Adern direkt massieren! Die Oberschenkel können Sie, wenn Sie nicht gerade schmerzempfindlich sind, mit etwas mehr Kraft kneten und mit den Handflächen klopfen. Den *Bauch* behandeln Sie bitte sanfter. Unterhalb des Nabels liegt das sogenannte »Hara«, unsere Mitte, das Lebenszentrum. Wenn wir dieses Zentrum anregen, erhalten wir neue Lebensenergie und erreichen gleichzeitig einen Zustand angenehmer Ruhe. Das spiegelt sich als äußere Schönheit in den entspannten Gesichtsmuskeln wider. Streichen Sie mit beiden Händen im Uhrzeigersinn um den Bauchnabel herum. Machen Sie dies etwa 60mal. Wenn Sie Verdauungsgeräusche vernehmen, dann haben Sie Ihren Darm angeregt. Eine gute Verdauung ist wichtig für reine Haut! Am Bauch nehmen wir alle am schnellsten zu. Um überschüssiges Fett zu verteilen, kneten Sie die Fettwülste kräftig durch und verteilen sie nach allen Seiten. Wir setzen die Massage an den

*Brüsten* fort. Eine kräftige Brustmassage stärkt das Bindegewebe und regt die Durchblutung an. Damit verhindern Sie, daß Ihre Brüste schlaff werden. Massieren Sie auch hier kräftig mit beiden Händen im Uhrzeigersinn. Wenn Sie meinen, zuwenig Busen zu haben, können Sie ein besonderes Massageöl (siehe S. 215) anwenden. Zupfen und kneten Sie auch die Brustwarzen leicht (besonders bei Schlupfwarzen). Den *Hals* behandeln Sie am besten mit trockenen, gespreizten Fingern, indem Sie Linien vom Schlüsselbein zum Kinn bis hinauf zu den Ohren zeichnen. Die Massage des *Gesichts* sollte am besten nach einem Gesichtsdampfbad erfolgen. Für Ihr Gesicht nehmen Sie ein spezielles Gesichtsöl oder Ihre Gesichtscreme. Mit sauberen Fingerspitzen klopfen Sie nun rhythmisch das gesamte Gesicht gleichmäßig ab, als ob Sie trommeln würden. Das regt die Meridiane in Ihrem

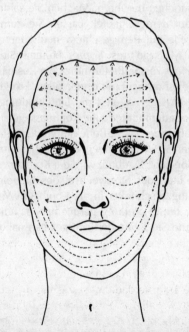

Abb. 4: Die Linien für die Gesichtsmassage

Gesicht an. Um einem Doppelkinn vorzubeugen, drücken Sie die gebeugten Daumen mehrmals tief unter den Kieferknochen. (Die Shiatsu-Therapeuten sagen, daß man zuviel ißt, wenn es dort schmerzt). Legen Sie beide Hände auf die Wangen, und schieben Sie Muskeln und Gewebe gleichmäßig im Uhrzeigersinn und entgegengesetzt hin und her. Massieren Sie die Seiten Ihrer Nase mit Zeige- und Mittelfinger kräftig auf und ab. Das regt nicht nur die Haut, sondern auch die Verdauung an, da hier der Magenmeridian verläuft. Ergänzend können Sie noch mit den Fingerspitzen Linien ziehen, wie in Abbildung 4 dargestellt. Bei alternder Haut machen Sie alle diese Massagen sehr sanft.

Eine sanfte Massage der *Augen* entspannt, und Sie haben hinterher wieder einen klaren Blick. Machen Sie die Augenmassage vorsichtig, damit kein Öl in die Augen kommt. Legen Sie den Zeige- und Mittelfinger auf die Augen, so daß die Fingerspitzen den Stirnknochen berühren. Machen Sie sanfte, kreisende Bewegungen auf dem Augapfel. Lassen Sie zum Schluß die Finger eine Weile auf den geschlossenen Augen liegen. Die abschließende Massage des *Kopfes* können Sie mit einem erfrischenden Haarwasser (Pfefferminz oder Rosmarin) machen. Massieren Sie die Kopfhaut mit druckvollen, kreisenden Bewegungen. Diese Massage steigert die Durchblutung des Kopfes und macht Sie wieder munter. Eine Kopfmassage empfiehlt sich vor allem bei alternder Haut. Bei einer weiteren *revitalisierenden Übung* legen Sie den Körper in Schräglage, wobei der Kopf tiefer als die Füße liegt. Dadurch wird der Kopf bzw. das Gesicht stärker durchblutet, der Stoffwechsel beschleunigt sich, und Nährstoffe gelangen schneller in die Kopfhaut. Wenn Sie etwa 20 Minuten in dieser Stellung geruht haben, fühlen Sie sich frischer, als wenn Sie 1 Stunde flach gelegen haben.

# Schönheitsshiatsu

Es gibt bereits einige Kosmetikschulen, die Shiatsu begleitend zur kosmetischen Behandlung anbieten. Auch Akupunkteure bedienen sich dieser Methode, um Hautkrankheiten und unreine Haut zu behandeln. Shiatsu und Akupunktur bieten viele Möglichkeiten, um die Beschaffenheit und Funktion unserer Haut, insbesondere der Gesichtshaut, zu verbessern. Ich möchte hier einige Beispiele aus der Shiatsu-Therapie aufzeigen, die Sie allein durchführen können. Sie müssen sich dabei nicht mit Nadeln stechen lassen, sondern stimulieren mit dem Druck Ihrer Finger bestimmte Punkte Ihres Körpers. Shiatsu kommt aus dem Japanischen (shi = Finger, atsu = Druck). Diese orientalische Massage ist Jahrhunderte alt. In Japan gibt es Tausende von Shiatsu-Therapeuten, und die Behandlung ist für die Bevölkerung eine Selbstverständlichkeit. Sie wird von vielen der medikamentösen Behandlung vorgezogen.

Shiatsu beruht auf der Stimulierung von Akupressur- oder Akupunkturpunkten (Tsubos), die auf den Meridianlinien, den 14 Kanälen, durch die unsere Energie fließt, liegen. Die Shiatsu-Therapeuten können die verschiedenen Symptome über insgesamt 361 Tsubos beeinflussen. Weder die Tsubos noch die Meridianlinien sind sichtbar. Die Meridiane bzw. Energiekanäle sind nach Organen oder Körpersystemen benannt, z. B. Magen, Dickdarm, Dünndarm, Gallenblase, Herzkreislauf, Nieren, Leber, Blase etc. Der Körper ist ein geschlossenes System, wo jede Funktion von anderen Funktionen abhängig ist. Wenn wir z. B. die Speisen nicht richtig verdauen, wozu die intakten Funktionen von Milz und Magen notwendig sind, erhält unsere Haut keine Nahrung; oder wenn die Abfallstoffe zu lange im Dickdarm liegen, wird der Körper langsam vergiftet, und auch die Haut wird mit Giftstoffen belastet. Dasselbe gilt bei eingeschränkter Nieren- und Dünndarmfunktion und für die anderen wichtigen Entgiftungsorgane Leber und Galle. Ebenso ist die Lunge ein Entgiftungsorgan; sie versorgt unser Blut mit Sauerstoff, der für die Hautfunktionen erforderlich ist. Alle diese Organe können über Akupressur- und Akupunkturpunkte beeinflußt werden. Die Verbesserung ihrer Funktionen kommt also letztlich der Haut zugute.

Viele Meridiane durchlaufen das Gesicht, und ich habe einige »Schönheitspunkte« ausgewählt, welche sich auf den Zustand der Haut und der Gesichtsmuskeln beziehen. Alle Punkte können bei mehreren Symptomen stimuliert werden. Zusätzlich habe ich angegeben, mit welchem Organ die entsprechenden Meridiane in Verbindung stehen. Bei einer regelmäßigen Shiatsu-Behandlung werden Sie mit Sicherheit bald eine Besserung oder Harmonisierung Ihrer Körperfunktionen und Ihrer Haut erreichen. Alle Punkte werden mit gestrecktem Zeigefinger, Mittelfinger, Daumen oder einem glatten, stumpfen Gegenstand 3mal jeweils 5–7 Sekunden durch einwärts wirkenden Druck stimuliert. Der Druck soll keine Schmerzen erzeugen, aber gut spürbar sein.

*Punkt 1* liegt auf einer von der Mitte zwischen den Augenbrauen ausgehenden verlängerten Geraden auf der Mitte des Kopfes (auf dem Meridian des Lenkergefäßes) und wird für Haarwachstum, bei Kopfschmerzen und nervösen Spannungen stimuliert.

*Punkt 2* liegt auf der Schläfe am Haaransatz und heißt »Sonne«. Er wird bei Kopfschmerzen, roten und geschwollenen Augen stimuliert.

*Punkt 3* liegt etwa 1 Zentimeter vom äußeren Ende der Augenwinkel in einer Kerbe auf dem Gallenblasenmeridian und wird bei Kopfschmerzen und Augenproblemen stimuliert.

*Punkt 4* liegt in der Mitte zwischen den Augenbrauen und heißt »In Do«. Er wird zur mentalen Entspannung, bei Kopfschmerzen, Nasenverstopfung und Gesichtsspannung in diesem Bereich stimuliert.

*Punkt 5* liegt in den Augenwinkeln, wenn Sie mit dem Finger nach oben in die Kerbe drücken, auf dem Blasenmeridian und

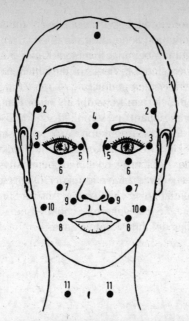

Abb. 5: Die »Schönheitspunkte«

heißt »helles Licht«. Er wird bei geschwollenen, müden Augen und zur Konzentration und inneren Sammlung gedrückt.

*Punkt 6* liegt genau unter der Pupille in der Kerbe auf dem Wangenknochen (auf dem Magenmeridian) und wird bei Gesichtsschmerzen, Gesichtsspannungen, Nasenverstopfung und Verdauungsstörungen stimuliert.

*Punkt 7* liegt etwa zwei Fingerbreit unter Punkt 6 in einer kleinen Kerbe auf dem auslaufenden Wangenknochen (auf dem Magenmeridian). Stimulieren Sie ihn bei Gesichtsschmerzen oder -spannungen und Stirnhöhlenkatarrh etwa 15 Sekunden lang.

*Punkt 8* liegt etwas vom äußeren Ende der Mundwinkel entfernt unter Punkt 7 auf dem Magenmeridian und wird bei Gesichtsmuskelspannungen und Magenschmerzen gedrückt.

*Punkt 9* liegt neben den Nasenflügeln in einer kleinen Kerbe auf dem Dickdarmmeridian. Er wird bei Gesichtsmuskelspannung, Nasenverstopfung und Schnupfen stimuliert.

*Punkt 10* findet man bei angespanntem Kiefer in einer kleinen Mulde am Kiefergelenk. Er liegt auf dem Magenmeridian und wird bei Zahnschmerzen gedrückt.

*Punkt 11* liegt neben dem Kehlkopf auf einer Hauptschlagader (auf dem Magenmeridian) und stimuliert Schilddrüse und schönheitsfördernde Hormonproduktion. Außerdem sinkt der Blutdruck, wenn Sie ihn 10–15 Sekunden sanft drücken.

Wie Sie auf der Abbildung erkennen, befinden sich fast alle Punkte sowohl auf der rechten wie auf der linken Gesichtshälfte. Drücken Sie beide Punkte gleichzeitig. Auf der Stirn kurz hinter dem Haaransatz liegen weitere »Schönheitspunkte«. Berücksichtigen Sie dies bei Ihrer Kopfmassage.

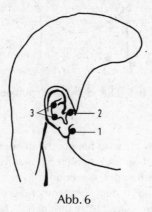

Abb. 6

Wollen Sie etwas für die Entgiftung Ihres Körpers (Niere) tun, dann drücken Sie die Punkte 1 und 2 in Abbildung 6. Punkt 1 liegt unterhalb des Ohrläppchens in einer Mulde und soll mit dem kleinen Finger gedrückt werden. Punkt 2 liegt neben dem Ohr in einer spürbaren Mulde und soll mit dem Daumen gedrückt werden. Die Stimulierung der Punkte 3 dämpft das Hungergefühl. (Das Ohr hat wie die Füße Reflexzonen für den ganzen Körper. Reiben und massieren Sie öfters Ihre Ohren, das tut dem ganzen Körper gut!)

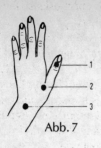

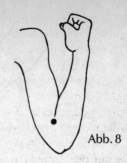

Abb. 7　　　　　　　　　　　　Abb. 8

Abbildung 7 zeigt drei Punkte. Punkt 1 liegt zwischen Nagel und dem ersten Daumengelenk auf dem Lungenmeridian und wird bei Kopfschmerzen, Handkrämpfen, müden Armen und zur Anregung der Atmung stimuliert. Punkt 2 liegt am Ende der Falte zwischen Zeigefinger und Daumen und wird bei Akne, Kopfschmerzen und zur Entspannung des ganzen Körpers gedrückt. Punkt 3 ist auf beiden Seiten des Handgelenks zu drücken. Er liegt auf einer verlängerten Linie des Mittelfingers in der Mitte des Handgelenks. Der Punkt auf dem Handgelenk wird auch zur Behandlung von Ekzemen gedrückt.

Den Druckpunkt in Abbildung 8 finden Sie am Ende der entstehenden Falte, wenn Sie Ihren Arm beugen. Er liegt auf dem

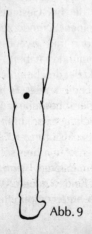

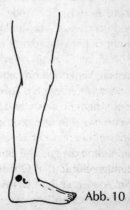

Abb. 9　　　　　　　　　　　　Abb. 10

223

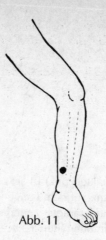

Abb. 11

Dickdarmmeridian, heißt »Te San Ri«, hilft bei Hautproblemen und Akne und fördert Verdauung und allgemeines Wohlbefinden.

Der Punkt auf Abbildung 9 liegt genau in der Mitte der Kniekehle auf dem Blasenmeridian; er wird bei Hautproblemen, Spannungen, Ischias, Wadenkrämpfen und Rückenschmerzen des Lendenbereichs gedrückt.

Auf Abbildung 10 sehen Sie hinter dem Fußknöchel einen weiteren Punkt des Blasenmeridians, der bei Gesichtsproblemen, Ischias, Schwindel und allgemeinen Schmerzzuständen gedrückt wird. Massieren Sie diese Zone (nur), wenn Sie sich nicht sicher sind, daß Sie den Punkt gefunden haben.

Abbildung 11 zeigt Ihnen den Treffpunkt der drei Beinmeridiane, der die Funktion von Leber, Milz und Niere anregt. Er liegt vier Fingerbreit über dem Fußknöchel auf der Innenseite des Beines hinter dem Schienbein. Dies ist ein wichtiger Punkt für Frauen, wenn sie Menstruationsprobleme, Sexualstörungen, Verdauungsprobleme oder Übergewicht haben. Auch hier sollten Sie am besten die ganze Zone (nur) kräftig massieren, wenn Sie sich nicht sicher sind, daß Sie den Punkt gefunden haben. Während der Menstruation ist der Punkt oft schmerzempfindlich und leicht geschwollen!

224

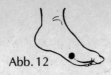

Abb. 12

Abbildung 12 zeigt einen Punkt auf der Fußsohle, der genau hinter der Wölbung des großen Zehs liegt. Dieser Punkt regt nicht nur die Funktionen der Nieren an, sondern wirkt auch bei Menstruationsproblemen krampflösend und schmerzlindernd.

# Fünftes Kapitel:

## Die Haarpflege

# Aufbau, Struktur und Funktion des Haars

Unser Haar schützt den Körper. Unsere Vorfahren vor vielen Jahrtausenden waren noch am ganzen Körper dicht behaart. So waren sie gegen Hitze, Kälte und Schmutz gefeit. Durch die »Erfindung« der Kleidung hat sich die Behaarung zurückgebildet, und wir finden nur noch auf dem Kopf eine großflächige, dichte Haardecke. Um dieses Haar geht es in diesem Kapitel.

Gesundes Haar ist leicht fettig, locker, kräftig, erneuert sich ständig und läßt sich mühelos kämmen. Es reagiert auf die Ernährung, die dem Haar das geben soll, was es zum Wachsen braucht: Mineralien und Vitamine in der Nahrung, nicht nur in Tabletten. Hormonelle Veränderungen, Erbanlagen und psychische Belastungen spielen eine ebenso wichtige Rolle. Zuviel UV-Strahlen, toxische Stoffe, Alkohol, Nikotin, Chlorwasser und Schmutzstoffe in der Luft, Krankheiten, Medikamente, mangelnde Kopfhautmassage und Nylonbürsten verändern und beeinträchtigen den Zustand des Haares. Dies müssen Sie nicht als unabänderlich hinnehmen!

Unsere Haare sind genauso sensibel wie die Haut. Beschaffenheit und Fülle der Haare hängen von der Haarfarbe ab. Blondes Haar ist fein, dunkles und rotes Haar gröber. Die meisten Haare findet man bei Blonden (etwa 140 000), die wenigsten bei Rothaarigen (etwa 90 000). Ein Quadratzentimeter Kopfhaut enthält etwa 120 Haare, die innerhalb eines Monats 1–2 Zentimeter wachsen und 2–3 Jahre leben können. Danach bildet sich an derselben Stelle ein neues Haar bzw. eine neue Haarwurzel. Täglich verliert man bis zu 80 Haare. Um alte, abgestorbene Haare zu entfernen und den natürlichen Wuchs anzuregen, müssen die Haare regelmäßig und intensiv gebürstet werden. Aber bitte nicht mit Nylonbürsten! Früher sprach man von den wichtigen 100 Bürstenstrichen. Sie entfernen die alten

Haare, massieren die Kopfhaut und regen die Durchblutung an. Wenn Sie Ihr Haar zweimal täglich gründlich bürsten, sparen Sie viel Zeit beim Friseur und Geld für kostspielige Pflegemittel.

Das Haar wächst aus der Haut. In der Haut befinden sich die *Haarwurzel,* der *Aufrichtemuskel,* die *Talgdrüse,* das *Blutgefäß* und der *Haarschaft* (siehe S. 120). Der Aufrichtemuskel steuert die Stellung des Haares. Die Talgdrüse versorgt es mit dem öligen Sebum, das sich wie eine Schutzschicht um jedes Haar legt. Diese Substanz gibt dem Haar Geschmeidigkeit und Kraft und schützt es vor UV-Strahlung, Schmutz und Witterung. Bei jeder Bewegung des Haares (Kämmen, Bürsten) wird Sebum aus der Talgdrüse an die Oberfläche gebracht, und das Blutgefäß führt lebensnotwendige Stoffe zu. Da sich das Haar aus Keratinzellen aufbaut, die wie elastische Hornfedern wirken und fast ausschließlich aus Protein bestehen, ist eine Versorgung mit Protein (Milchprodukte, Fisch, Sojaprodukte, Nüsse, Kerne, essentielle Fettsäuren in kaltgepreßten Pflanzenölen) besonders wichtig.

# Übertriebene und angemessene Haarpflege

Unserem Haar messen wir offensichtlich viel Bedeutung zu. Da wird gewaschen, geschnitten, gefönt, gebleicht, gewellt, getönt, gesprayt, gestylt, so daß einem das Haar wirklich leid tun kann. Da gibt es Wasch-, Tönungs- und Pflegemittel mit den verschiedensten haarwirksamen Substanzen, die gesundes, kräftiges, glänzendes, elastisches, leicht frisierbares Haar mit natürlichem Halt garantieren, oder Präparate, die angeblich gegen Schuppen, Spliß und Haarausfall wirken. Ich frage mich, ob wir das wirklich *alles* brauchen.

Zunächst brauchen wir ein *Shampoo*. Das Shampoo soll Schmutz, Hautschüppchen und überschüssiges Fett von den Haaren entfernen; dies besorgen die waschaktiven Substanzen. Aber alle waschaktiven Substanzen, auch die gute alte Seife, greifen den Säureschutzmantel der Kopfhaut an und waschen den Ölfilm von den Haaren. Die aggressiven, synthetischen Substanzen der Billigshampoos schädigen zusätzlich die oberste Hautschicht und die Haarfollikel. Die Kopfhaut trocknet aus, Haare werden strohig, fallen aus; da dem Haar inzwischen natürliche Abwehrstoffe fehlen, schmutzt es schneller – die Talgdrüsen werden zu verstärkter Talgabsonderung angeregt, und schließlich haben wir fettiges Haar. Das müssen wir dann mit einem anderen Mittel behandeln – ein Kreislauf ohne Ende, aber viel Umsatz bei der Industrie! Die Palette der waschaktiven Substanzen läßt dabei alle Möglichkeiten zu: Einmal wird viel Öl abgewaschen, einmal mehr Schmutz und weniger Öl usw. Daher die Wirkungsbezeichnungen »für fettiges Haar« oder »für trockenes Haar«. Insgesamt ist die Wirkung der chemischen und mineralischen Substanzen in allen synthetischen Haarshampoos immer noch zu stark. Ihre alkalischen Substanzen machen zwar das Haar locker, aber nur für kurze Zeit, dann fällt es wieder zusammen. Das kennen Sie bestimmt auch: Am Morgen, nach der Haarwäsche, haben Sie eine lockere, schöne Frisur. Nach einigen Stunden liegt das Haar unansehnlich und platt wieder auf dem Kopf. Um die Wirkung auf die Kopfhaut zu mindern, werden inzwischen durch Zufügen von Zitronensäure beispielsweise schwach alkalische oder pH-neutrale Shampoos hergestellt.

Grundsätzlich sollte das Haar nach jeder Wäsche, egal welches Shampoo man benutzt, mit einer sauren Substanz *gespült* werden. Dazu eignen sich Zitronensaft, naturreiner Obstessig, Milch oder Bier. Dadurch werden alle Rückstände von Waschmitteln und Kalk entfernt, und der Säurehaushalt der Kopfhaut wird wieder ausgeglichen. Sie können noch einige Tropfen ätherisches Öl zufügen, das gibt dem Haar einen angenehmen Duft und wirkt auch noch nach der Spülung auf die Kopfhaut. Spülen Sie feines und weiches Haar nur kurz. Sehr empfehlenswert für alle Haartypen und vor allem bei Funktionsstörungen ist ein *Haarwasser*, das in das leicht feuchte Haar einmassiert wird. Es wirkt auf die Kopfhaut, die Haarwurzel und duftet angenehm.

# Funktionsstörungen des Haars und der Kopfhaut

Daß manche Menschen überhaupt noch Haare auf dem Kopf haben, ist ein Wunder, wenn man bedenkt, mit welchen aggressiven chemischen Mitteln Haar und Kopfhaut beim Dauerwellen, Färben, Tönen und Stylen angegriffen werden. Da wird z. B. mit Schwefelverbindungen der Haarkitt gelöst, damit sich das Haar entsprechend formen läßt, oder auf die Kopfhaut werden chemische Farben aufgetragen, die in den Haarschaft eindringen. Diese Haare sind danach natürlich meistens trocken, brüchig, glanzlos, ohne Spannung und sehr pflegebedürftig. Dafür muß man bezahlen: mit mehr Pflegemitteln oder – langfristig – dem Verlust des Haars.

Unser Haar und die Kopfhaut werden gelegentlich von *Funktionsstörungen* heimgesucht. Sehr lästig sind Schuppen, Juckreiz und Ausschlag der Kopfhaut. Sie können eine Folge aggressiver Shampoos sein. Am besten nimmt man erst einmal ein anderes Shampoo. *Juckreiz* und *Ausschlag* können Sie mit Haarwässern *und* zugemischten ätherischen Ölen behandeln. Das Haarwasser allein ist eigentlich ein Wasser für die Kopfhautmassage. *Schuppen* sind an sich normal, problematisch ist nur die Menge. Man kann der verstärkten Absonderung von Hautflocken durch Regulierung der Hautfunktionen begegnen. Massage und stimulierende ätherische Öle regen den Stoffwechsel an, nicht aber verstärktes Waschen! Die Meinungen der Fachleute gehen hier weit auseinander. Einmal wird tägliches Waschen bei Schuppen als normal und gut angesehen, ein anderes Mal soll man nicht mehr als zweimal in der Woche waschen. Sie müssen selbst herausfinden, was Ihnen guttut. Meine Erfahrung zeigt, daß häufiges Waschen mit viel Seife die Talgproduktion anregt, das Haar schneller fettig werden läßt und der Hautschutzfilm aus dem Gleichgewicht gerät.

# Behandlung von Haartypen und Haarproblemen mit ätherischen Ölen

## Normales Haar

Sie pflegen dieses Haar mit *Römischer Kamille, Karottensamen, Lavendel, Muskatellersalbei, Rosenholz, Salbei, Thymian, Rosmarin, Zeder, Zitrone* oder *Zypresse*. Dabei färben *Römische Kamille* und *Zitrone* helles Haar und *Rosmarin* und *Rosenholz* dunkles Haar. Mit diesen ätherischen Ölen, auf der Basis von Mandel- oder Jojobaöl, sind auch gelegentlich Haarkuren durchzuführen.

## Fettiges Haar

Dieses Haar pflegen Sie mit *Muskatellersalbei, Wacholder, Zeder* und *Zypresse*. Auch fettiges Haar sollten Sie gelegentlich mit einer Jojobaöl-Kur pflegen.

## Trockenes Haar

Pflegen Sie trockenes Haar mit *Geranie, Lavendel* oder *Weihrauch,* da diese Öle die Talgdrüsen anregen und das Haar wieder natürlich eingefettet wird. Eine Haarkur mit diesen Ölen ist bei trockenem Haar besonders wichtig. Hier können Sie auch die bei normalem Haar genannten Öle anwenden.

## Schuppen

Bei Schuppen verwenden Sie in Shampoos, Spülungen und Haarölen *Eukalyptus, Lavendel, Muskatellersalbei, Patschuli, Pfefferminz, Rosmarin, Salbei, Tea-Tree, Wacholder, Zypresse* oder *Zeder*. Regelmäßig sollte eine Haarkur mit warmem Oliven- oder Jojobaöl gemacht werden. Spülungen, Haarwasser sowie Kopfhautmassagen mit Obstessig und Pfefferminz oder einem anderen der genannten Öle sind sehr hilfreich.

## Haarausfall

Bei Haarausfall wäscht und pflegt man die Haare mit *Cajeput, Muskatellersalbei, Pfefferminz, Rosmarin, Salbei, Thymian, Zeder* oder *Zwiebel*. In diesem Fall ist nach der Spülung ein Haarwasser mit den entsprechenden Ölen gründlich einzumassieren. Avocadoöl und Aloe Vera regen den Haarwuchs an und sollten zur Haarkur regelmäßig angewendet werden.

## Spliß, sprödes Haar

Angegriffenes Haar und Spliß behandeln Sie mit regelmäßigen Haarkuren. Wenden Sie Packungen und Ölkuren mit warmem Jojobaöl, Lanolin oder Klettenwurzelöl an.

Die folgende Tabelle gibt Ihnen einen Überblick über die Pflegeanwendungen der Öle für die Haare und informiert Sie über geeignete Öle zur Pflege von dunklem und hellem Haar.

| | dunkles Haar | fettiges Haar | Haarausfall | helles Haar | normales Haar | Schuppen | Spliß | sprödes Haar | trockenes Haar |
|---|---|---|---|---|---|---|---|---|---|
| Bergamotte | | • | | | | | | | |
| Cajeput | | | • | | | | | | |
| Eukalyptus | | | | | | • | | | |
| Geranie | | | | | | | | | • |
| Jojobaöl | | | | | | | • | • | |
| Kamille, Römische | | | | • | • | | | | |
| Karottensamen | | | | | | • | | | • |
| Klettenwurzelöl | | | | | | | • | • | |
| Lavendel | | • | | | • | | | | • |
| Muskatellersalbei | | • | | | • | • | | | |
| Patschuli | | | | | | • | | | |
| Rosenholz | • | | | | • | | | | |
| Rosmarin | • | | • | | • | • | | | |
| Salbei | | | • | | • | | | | |
| Sandelholz | • | | | | | | | | |
| Tea-Tree | | | | | | • | | | |
| Thymian | | | • | | • | | | | |
| Wacholder | | • | | | | | | | |
| Weihrauch | | | | | | | | | • |
| Zeder | | • | • | | • | • | | | |
| Zitrone | | | | • | • | | | | |
| Zypresse | | • | | | • | | | | |

# Rezepte für die Haarpflege

## Haarwäsche

Sie beginnen Ihre Haarpflege mit einer Haarwäsche. Dazu nehmen Sie ein Naturshampoo mit einem pH-Wert von 4–6. Ein Aromashampoo stellen Sie am besten her, indem Sie ein tensidefreies Shampoo mit ätherischen Ölen mischen. Achten Sie auf die Inhaltsstoffe! Nur wenn das Shampoo frei von Tensiden ist, können Sie es benutzen; ätherische Öle *und* Tenside vertragen sich nicht! Dem Shampoo fügen Sie einfach 1–2% ätherische Öle, Ihrem Haartyp entsprechend, zu und schütteln den Inhalt kräftig durch.

Sie können Ihr Haarwaschmittel auch ausschließlich selber herstellen. Wasser und Schmierseife können Sie durch die Zugabe von ätherischen Ölen in ein Haarpflegemittel verwandeln, das den Haaren Glanz gibt, die Kopfhaut anregt und die Talgproduktion reguliert. Früher verwendete man Regenwasser, heute empfiehlt sich destilliertes oder abgekochtes Wasser oder käufliches Brunnenwasser.

Bei der Verwendung von synthetischen Haarwaschmitteln sollte anschließend *immer gespült* werden, um die Reste der Reinigungsmittel vom Haarboden zu entfernen. Auch bei einem Seifenshampoo, wie Sie es sich anhand eines der folgenden Rezepte herstellen können, ist das erforderlich. Mit der Spülung wäscht man die Rückstände der Waschmittel und des Kalks im Wasser aus. Gleichzeitig stabilisiert dies den Säurehaushalt von Haut und Haar. Das Haar fühlt sich nach der Spülung angenehm weich an.

# Einfaches Haarwaschmittel

*Zutaten:* 1 Tasse Flüssigseife
1/2 Tasse Wasser
1/2 EL pflanzliches Öl (Jojoba-, Oliven-, Avocadoöl)
10 Tropfen ätherische Öle

*Herstellung:* Alle Zutaten in eine Flasche mit Spritzverschluß gießen und leicht schütteln. Ein Tip: Erst Wasser, dann Seife einfüllen, sonst schäumt es zu sehr. Wählen Sie zu dieser Mischung die ätherischen Öle aus, die bei den Erläuterungen zu den Haartypen (siehe S. 236) empfohlen werden. Pflegend und anregend für die Kopfhaut sind 5 Tropfen Lavendel und 5 Tropfen Pfefferminz. Nehmen Sie nur wenig von diesem Waschmittel, denn es ist sehr ergiebig. Durch das Pflanzenöl wird es rückfettend, das Haar fühlt sich weich an und trocknet nicht aus. Wenn Ihr Haar starker Sonnenstrahlung ausgesetzt ist, können Sie den Anteil des Pflanzenöls erhöhen. Nach einer Haarwäsche mit diesem Mittel brauchen Sie keinen Conditioner! Bei Seborrhöe, Haarausfall und/oder Schuppen ersetzen Sie das Wasser durch Aloe Vera und nehmen auf jeden Fall Jojobaöl.

# Haarwaschgel mit Aloe Vera

*Zutaten:* 750 ml reines Wasser oder Brunnenwasser
50 g weiße Schmierseife
50 g Aloe Vera
2 EL Pektin
40 Tropfen ätherische Öle
Gesamtmenge: etwa 1000 ml

*Herstellung:* Bringen Sie das Wasser zum Kochen, fügen Sie die Schmierseife hinzu, und lassen Sie diese Mischung etwa 30 Minuten köcheln. Lösen Sie das Pektin in 2–3 Tassen dieser Lösung auf, und verrühren Sie es gründlich. Achten Sie darauf, daß sich keine Klumpen bilden. Verrühren Sie nun diese Lösung, das Aloe Vera und die ätherischen Öle mit der Seifenlösung, und füllen Sie alles in eine Flasche mit Spritzverschluß. Nach Bedarf füllen Sie die Menge in zwei Flaschen ab, wobei Sie Ihre Reserveflasche am besten im Kühlschrank aufbewahren. Nach einigen Stunden ist das Haarwaschgel eingedickt und gebrauchsfertig. Sollte das Gel nicht genug eindicken, fügen Sie noch einmal etwas aufgelöstes Pektin hinzu und schütteln die Flasche kräftig durch. Wenn es zu stark eindickt, fügen Sie etwas Wasser hinzu. Statt Aloe Vera können Sie auch das haarpflegende Lavendelwasser nehmen. Aloe Vera regt den Haarwuchs an, Lavendel reduziert die Talgproduktion, eignet sich also besonders bei fettem Haar. Nehmen Sie zu Ihrem selbstgemachten Haarshampoo die entsprechenden ätherischen Öle, die unter »Behandlung von Haartypen und Haarproblemen mit ätherischen Ölen« (siehe S. 234) genannt sind.

## Spülungen

Nach der Haarwäsche spülen Sie Ihre Haare gründlich mit einem aromatisierten Wasser und trocknen sie mit einem Handtuch. Ihr Haar duftet dann angenehm und erhält bei längerfristiger Anwendung einen seidigen, dunklen Schimmer, wenn Sie Rosenholz oder Rosmarin verwenden. Leicht aufgehellt wird es, wenn Sie Zitronenöl bzw. -saft oder Kamille nehmen. Die Spülung stellen Sie mit 1 Liter abgekochtem Wasser oder Brunnenwasser und etwa 15–20 Tropfen ätherischen Ölen Ihrem Haartyp entsprechend her. Hier einige Spezial-Rezepte:

### Einfache Spülung

*Zutaten:* 450 ml abgekochtes Wasser oder Brunnenwasser
50 ml Obstessig (Apfel)
10–15 Tropfen ätherische Öle

# Glanzspülung

*Zutaten:* 500 ml Obstessig oder Zitronensaft
500 ml abgekochtes Wasser oder Brunnenwasser
25 Tropfen Rosmarin/Rosenholz (dunkle Haare) oder
Römische Kamille (helle Haare)
Gesamtmenge: etwa 1000 ml

*Herstellung:* Zutaten in einer Flasche mit Spritzverschluß gut durchschütteln. Bei dieser starken Konzentration von Obstessig muß man den Duft natürlich mögen. Da die Spülung wieder ausgewaschen wird und der Duft von Essig schnell verfliegt, brauchen Sie aber keine Bedenken zu haben, daß Sie wie eine saure Gurke duften. Die Menge reicht bei kurzgeschnittenem Haar für viele Spülungen; in die Haare gut einmassieren und kurz auswaschen. Sie entfernt Kalk- und Seifenrückstände, belebt und heilt die Kopfhaut, eignet sich bei fettigem Haar, Schuppen, Kopfjucken. Gegen heftiges Kopfjucken hilft Pfefferminz.

# Haarwässer

Um die Haarpflege abzurunden, können Sie auch ein Haarwasser einmassieren, das nicht ausgespült wird; es verleiht Ihrem Haar für viele Stunden einen angenehmen Duft und wirkt lange auf der Kopfhaut. Haarwasser sollten Sie besonders bei Schuppen, fettigem Haar und Kopfjucken verwenden. Die Herstellung erfolgt wie bei der Haarspülung (siehe S. 239). Nehmen Sie gegen Kopfjucken Pfefferminz, bei Schuppen Rosmarin, bei fettigem Haar Lavendel, Muskatellersalbei, Wacholder, Zeder oder Zypresse. Bei Haarausfall und Seborrhöe der Kopfhaut empfiehlt sich eine 50%ige Zugabe von Aloe Vera. Nehmen Sie auf 500 Milliliter Wasser 20–25 Tropfen ätherische Öle. Bei fettigem Haar und Schuppen können Sie wieder Obstessig zufügen (etwa 10% des Haarwassers).

## Haarwasser bei Schuppen und fettigem Haar

450 ml abgekochtes Wasser oder Brunnenwasser
50 ml Obstessig
10 Lavendel
10 Muskatellersalbei

## Haarwasser bei Seborrhöe, Haarausfall, mangelhaftem Wachstum

250 ml abgekochtes Wasser oder Brunnenwasser
250 ml Aloe Vera
15 Muskatellersalbei
10 Rosmarin

## Belebendes Haarwasser

500 ml abgekochtes Wasser oder Brunnenwasser
10 Pfefferminz
10 Rosmarin (dunkles Haar) *oder*
10 Römische Kamille (helles Haar)
(erfrischend, anregend bzw. desodorierend)

## Haarfestiger

Wenn Sie dem Haarwasser etwas Honig beifügen, festigt es das Haar. Im allgemeinen reichen 2–3 Eßlöffel Honig auf 500 Milliliter Haarwasser. Wichtig: Das Wasser muß erwärmt sein, damit sich der Honig auflöst, aber nicht kochen, sonst zerstören Sie die Wirkstoffe des Honigs!

Die Übersichten der ätherischen Öle für die Haarpflege und der Düfte (siehe S. 262 ff.) ermöglichen Ihnen, sich »Ihren« Duft auszuwählen. So kann man anstelle von Rosmarin auch Holzdüfte nehmen, die Männer im allgemeinen bevorzugen, z. B. Sandelholz und Zeder. Oder bei Schuppen kann eine Frau auch Patschuli nehmen, das dann mit dem Duft der Gesichtskosmetik oder dem Parfüm harmonieren sollte. Die Haarpflege mit ätherischen Ölen gibt Ihnen wieder viele Möglichkeiten, mit den Düften zu spielen.

## Haarkuren

Eine gelegentliche Haarkur ist nährend und pflegend, insbesondere wenn Sie Ihr Haar oft gewaschen und zu sehr Sonne, Salz- und Chlorwasser und Wind ausgesetzt haben. Wenn Sie das Gefühl haben, daß Ihr Haar ausgetrocknet, dünn, strohig, spröde, schuppig und splissig wird, wirkt eine Ölkur wahre Wunder. Aber auch fettiges Haar braucht Nahrung und sollte mit einer Ölkur gepflegt werden. Sie sorgen damit für ausgeglichene Talgproduktion, bessere Durchblutung und tiefe Reinigung des Haarbodens. Hierfür eignen sich besonders Jojobaöl, das gegen Schuppen und Spliß wirkt, und Olivenöl, das den Haarwuchs anregt und der Kopfhaut Proteine und Vitamine zuführt. Die folgenden Rezepte basieren auf 50 Milliliter Pflanzenöl. Mit dieser Menge kann man kurze Haare mehrmals und sehr langes Haar einmal behandeln. Das Öl sollte, vorher angewärmt, mit 20–25 Tropfen ätherischer Öle gemischt und gründlich in die gewaschenen, leicht feuchten Haare einmassiert werden. Während der Einwirkzeit ist das Haar mit einem großen Handtuch und einer Plastikduschhaube abzudecken, damit Kopf und Öl warm bleiben und die Wirkstoffe nicht verfliegen. Setzen Sie sich in die Sonne, falls Sie Gelegenheit dazu haben und das Wetter mitspielt. Die Ölkur lassen Sie bei normalem Haar bis zu

1 Stunde, bei Haarwuchs- und sonstigen Funktionsstörungen bis zu 2 Stunden wirken und waschen Ihr Haar dann erst einmal nur mit warmem Wasser und anschließend mit einem Haarwaschmittel aus. Hier einige Mischungen:

## Für normales, dunkles Haar

10 Lavendel
10 Rosenholz *oder* Zeder

## Für normales, helles Haar

15 Römische Kamille
5 Zitrone

## Für fettiges Haar

8 Bergamotte
8 Zypresse
8 Lavendel

## Für Schuppen

Jojobaöl
10 Eukalyptus *oder* Tea-Tree
15 Rosmarin

## Für trockenes Haar

15 Lavendel
10 Geranie

## Bei Haarausfall

Avocado- oder Olivenöl
8 Rosmarin
8 Salbei
8 Zeder *oder* Lavendel
(ggf. noch 1 TL Klettenwurzelöl)

## Für sprödes Haar und Spliß

Jojoba- oder Olivenöl
1 TL Vitamin-E-Öl
20 Tropfen ätherische Öle (je nach Haarfarbe und
sonstigem Zustand)

## Haarpackung

Eine Alternative zur Ölkur ist die Packung: Mischen Sie, Ihrer
Haarfülle entsprechend, warmes Jojoba- oder Avocadoöl mit
2–4 Eigelb und, Ihrem Farbton, Haartyp oder Haarproblem
entsprechend, 20 Tropfen ätherische Öle. Massieren Sie die
Packung gut ein, und schließen Sie die Haare luftdicht ab. Nach
30 Minuten zuerst nur mit Wasser, dann mit einem Haarwaschmittel gut auswaschen und abschließend eine Haarspülung
machen.

# Sechstes Kapitel:

## Das Naturparfüm

# Das Parfüm und seine Wirkungen

Abschließend wenden wir uns der anregendsten Seite der Anwendung ätherischer Öle zu, dem Parfüm. Warum benutzen wir eigentlich ein Parfüm, und was bewirkt sein köstlicher Duft? Seit Jahrtausenden umgeben sich die Menschen mit angenehmen Wohlgerüchen. Sie baden in wohlriechenden Essenzen, waschen sich mit parfümierter Seife und verwöhnen den Körper mit duftenden Ölen, Cremes und Salben.

Die Benutzung eines Parfüms soll unseren und den Geruchssinn anderer anregen. Wie eine Blume, die ihren Duft ausströmt, um Insekten anzulocken, »beduften« wir uns, um die Aufmerksamkeit anderer auf uns zu lenken. Wir kennen alle unsere ablehnende Haltung, wenn wir einen Menschen »nicht riechen können«. Deshalb soll das Parfüm bei anderen das Gefühl von Frische, Sympathie, Anziehung und Lust auslösen. Damit beeinflussen wir ihre Gefühle und Entscheidungen. (Näheres dazu finden Sie im zweiten Kapitel unter »Unser Geruchssinn«.)

Mit Parfüm kann man seinen Körpergeruch überdecken oder unterstreichen und angenehmer machen. Dabei geht es um ganz bestimmte, feine Nuancen der Körperdüfte. Sehr starke, unangenehme Ausdünstungen werden allerdings mit Parfüm eher verstärkt. Die meisten käuflichen Parfüms zielen durch Verwendung aphrodisierender, erogener Düfte auf eine Anregung des Lustzentrums ab, damit uns unsere Mitmenschen anziehender und sympathischer finden. Die aphrodisierenden Düfte werden meistens aus Blüten (Flieder, Rose, Neroli, Jasmin, Tuberose, Veilchen, Orchidee usw.) gewonnen, oder man stellt identische, synthetische Nachbildungen her. Warum ausgerechnet Blütenöle? Der Duft der Blüten ist am intensivsten; er lockt Insekten an, die Pollen aufnehmen, an andere Blüten weitertragen und damit die Fortpflanzung sichern. Diese Blütendüfte wirken auf unser

Lustzentrum ebenso anregend. Die aus Pflanzen gewonnenen aphrodisierenden Düfte sind hauptsächlich Jasmin, Neroli, Patschuli, Rose, Sandelholz, Tuberose, Ylang Ylang, Veilchen und Zimt. Auch Muskatellersalbei hat eine euphorisierende, anregende Wirkung und trägt zur Entspannung bei. Orange und Mandarine könnte man ebenfalls dazuzählen, denn sie stimmen leicht, gelöst und fröhlich – wichtige Voraussetzungen für die Erotik.

Die Parfümindustrie nutzt auch tierische Sekrete und ihre synthetischen Nachbildungen. Dazu gehören Zibet (von der in Farmen gefangengehaltenen Katze), Musk bzw. Moschus (von dem in Tibet, Nepal, China lebenden Moschustier) und Ambra (eine selten gefundene Ausscheidung des Wals, die auch beim Walfang als Nebenprodukt anfällt). Die aus Pflanzen gewonnenen Düfte sind jedoch so vielfältig und ergiebig, daß auf Gefangenhaltung und Tötung von Tieren verzichtet werden kann.

# Der Körperduft und seine Funktion im Parfüm

Der individuelle Körperduft wird von etwa 1 Million Schweiß-drüsen der behaarten Körperstellen (Kopf, Achseln, Genitalbe-reich) gebildet und dort am stärksten wahrgenommen. Der Schweiß der restlichen Körperbereiche allein hat fast keinen Duft. Er nimmt lediglich den Duft von Speisen oder Getränken an, die man kurz zuvor zu sich genommen hat. Beste Beispiele sind Knoblauch und Alkohol. Die behaarten Bereiche haben alle viele gesättigte Fettsäuren und der Achsel- und Schambereich zudem Bakterien auf der Haut. Diese Bakterien bestimmen den eigenwilligen Duft dieser Bereiche. Die Duftintensität reicht von mild im Kopfbereich bis stechend im Achselbereich. Der Körper-duft ist am Abend und in der Nacht am intensivsten, da die Körpertemperatur ansteigt und die Schweißabsonderung zunimmt. Deshalb ist auch der Duft von Parfüms abends und nachts stärker, da die Duftstoffe schneller verdunsten und sich mit dem stärkeren Körperduft vermischen. Entsprechend der Haarfarbe kann man drei Grundtypen des Körpergeruchs fest-stellen, die auf der jeweiligen Hautbeschaffenheit und den Stoffwechseleigenarten beruhen. Blonde haben einen sauren und käsigen Duft, Rothaarige einen scharfen, brennenden Duft, Dunkelhaarige einen süßlich-ranzigen, an Schweiß erinnernden Duft. Eine Mischung aller dieser Düfte in ihrer natürlichen Stärke kann sehr erogen sein.

Ein Parfüm zielt darauf ab, eine dem Körperduft ähnliche Mischung herzustellen, damit sich ihre erogene Wirkung, auf die anderen Duftnoten des Parfüms abgestimmt, optimal entfalten kann. Folgende erogen wirkende, dem Körpergeruch ähnliche Düfte ätherischer Öle bieten sich für ein erogenes Parfüm an: *Indol,* das man in Neroli, Jasmin, Tuberose, Flieder und anderen Blütendüften sowie deren synthetischen Nachbildungen findet;

es hat animalischen Charakter, der subtil an menschliche Ausscheidungen, Zersetzung und Zerfall erinnert; diesen Duft finden wir in fast allen klassischen Parfüms, z. B. »Shalimar«;

*Weihrauch,* dessen Duft dem Schweiß und Körpergeruch Dunkel- und Rothaariger entspricht;

*Myrrhe,* dessen Duft dem Körpergeruch und Schweiß Blonder ähnelt;

*Karottensamen und Geranie,* die dem leicht säuerlichen Duft Blondhaariger entsprechen;

*Moschus* aus der Pflanze Moschus-Eibisch, die Moschuskörner liefert, die auch Ambretta genannt werden. Dies ist das pflanzliche Pendant zu dem tierischen Moschus. Seine Note ist süßblumig, fäkalisch und urinös und entspricht dem allgemeinen Körperduft;

*Amber* oder *Styrax* des Amberbaums Liquidambar orientalis, ein Öl mit erogenem, süß-blumigem Duft; dieser Duft entspricht dem Kopf- und Schamhaar Dunkelhaariger;

terpenfreies *Zypressenöl,* dessen Duft dem Schamhaar und Körperduft Blonder entspricht.

Um Sie gleich zu warnen: Reines Musk und Amber sind sehr teuer. Was Ihnen preiswert als Amber oder Musk in Form von Ölen oder Harzen angeboten wird, sind Mischungen aus den verschiedensten Düften, die genauso duften. Absolut antierogen sind Angelikawurzel, Zitrone, Eukalyptus, Origano, Petitgrain, Pfefferminz, Rosmarin, Speik-Lavendel, Verbena, Basilikum, Wacholder. Das sind die frischen Düfte, die primär an Reinheit und Sauberkeit erinnern.

Parfüms sollen auch einen frischen, reinen Duft verleihen und damit das Gefühl von Reinheit und Frische vermitteln, was heute als wichtig angepriesen wird. Als Beispiele kann man parfümierte Waschmittel, Spülmittel, Badesalze, Schaumbäder und Seifen anführen, die meistens Zitronenöl, Limonenöl oder Düfte von Nadelhölzern enthalten, durch die wir uns rein und frisch fühlen.

Unangenehmen Körperdüften hilft man nicht mit einem Parfüm, sondern mit einem Deodorant ab (desodorierende Seife, Deo-Stifte und Deo-Lotionen). Die desodorierenden Düfte blockieren entweder die Schweißproduktion oder neutralisieren den unangenehmen Körpergeruch. Davon betroffen sind vor allem Frauen, weil sie mehr apokrine Schweißdrüsen haben. Die angebotenen Mittel sind häufig leider so stark, daß sie die Haut reizen und sogar Kleider angreifen können. Das können Sie umgehen, indem Sie Ihren Körperduft akzeptieren oder sich selbst ein desodorierendes Körperöl mischen. Die typischen Düfte der Deodorants sind sehr flüchtig und erfrischend. Dazu gehören Bergamotte, Citronella, Eukalyptus, Lemongras, Petitgrain, Pfefferminz bzw. Minze, Pinie, Rosmarin, Thymian und Zypresse.

Hinzufügen muß ich an dieser Stelle, daß die Stimulierung des Gemüts durch ätherische Öle im naturreinen Parfüm meiner Erfahrung nach sanfter und angenehmer erfolgt als bei synthetischen Parfüms. Nach einiger Zeit werden auch Sie ein Gespür für den Unterschied zwischen natürlichen Düften ätherischer Öle und billigen synthetischen Parfüms bekommen. Überhaupt werden Sie staunen, wie sich Ihr Geruchssinn verfeinert und Sie viel mehr Düfte wahrnehmen als zuvor. Vielleicht werden die wenigsten Leser versuchen, sich ein derartig raffiniertes Parfüm herzustellen, das allen Anforderungen an ein klassisches Parfüm entspricht. Den Experimentierfreudigen unter Ihnen kann dieser kleine Ausflug in die Welt des Parfüms immerhin einige Anregungen geben, um ihre Kosmetik nicht nur funktional ausgewogen zu gestalten, sondern auch etwas exotisch, erogen, frisch, blumig usw. duften zu lassen. Schließlich riechen Sie als »Träger« Ihre Kosmetik am meisten und sollten viel Freude daran haben.

# Fertigparfüms

Die heutigen Fertigparfüms enthalten bis zu 200 verschiedene und fast ausschließlich synthetische Duftstoffe. Die meisten Düfte sind bereits chemisch nachgebildet worden, jedoch ist eine *absolute* Nachahmung der Blütenöle bis jetzt nicht gelungen. Sie sind viel zu teuer, wenn man bedenkt, was die Grundstoffe den Hersteller kosten. Die Duftstoffe befinden sich in einer alkoholischen oder alkoholwäßrigen Lösung mit Fixativen. Ein Fixativ hat ein hohes Molekulargewicht und einen hohen Siedepunkt. Es verdunstet im Gegensatz zu den flüchtigen ätherischen oder synthetischen Ölen kaum und verhindert auch deren schnelle Verdunstung. Fertigparfüms enthalten häufig tierische Duftstoffe als Fixative. Bei der Kosmetik mit ätherischen Ölen können wir bestimmte Düfte als Fixative nutzen, die bis zu einer Woche anhalten; wir nehmen statt Alkohol ein pflanzliches Öl (Jojobaöl) als natürliches Fixativ.

Das käufliche Parfüm enthält bis 20% Duftstoffe, das Eau de Parfüm bis 15%, das Eau de Toilette bis 5% und das Eau de Cologne bis 3%. Die klassischen Parfüms kann man in folgende Gruppen einteilen:

- frische, anregende Parfüms mit Gardenia, Veilchenblättern;
- erfrischende, antierogene Eau de Colognes mit Zitrone, Orange, Ingwer, Salbei, Speik-Lavendel, Thymian, Verbena, Lavendel und Bergamotte;
- stimulierende, erogene Parfüms mit Eichenmoos, Musk, Amber und Jasmin, gelegentlich Bergamotte als Kontrast;
- ein narkotisierendes Blumenbukett mit den verschiedensten Blumendüften und frischer Topnote;
- männliche Parfüms mit vielen würzigen, animalischen, lederartigen und narkotisierenden Düften (Neroli und Jasmin);

- leicht erogene und anregende Parfüms ohne narkotisierende Düfte mit Karottensamen;
- rein narkotisierende Parfüms mit Rose, Tuberose, Jasmin, Muskatellersalbei, Ylang Ylang, Geranie, Benzoe u. a.;
- beruhigende Parfüms mit Lavendel, Petitgrain, Rosenholz, Bergamotte u. a.

# Die eigene Herstellung eines individuellen Naturparfüms

Das Schönste bei der Herstellung des eigenen Parfüms ist sicher das Aussuchen und das Mischen der Öle. Hier gilt es einiges zu beachten. Parfüms werden aus verschiedenen Düften komponiert. Wie in einem Musikstück »spielen« einige Düfte etwas lauter und sind nur kurz zu »hören«, einige liegen in der Mitte, und einige sind im Hintergrund zu »hören« und bestimmen lange den Rhythmus. Übertragen auf die Parfümherstellung heißt das: Es gibt die Topnote, die aus Ölen mit kurzlebigem Duft oder geringer Duftintensität besteht. Dieser folgt die Mittelnote mit mittelstarken oder mittelschnell verfliegenden Düften. Sie verbindet die Topnote mit der Basisnote, den langsam verfliegenden, schweren Düften, die am längsten wahrgenommen werden. Das ganze Geheimnis einer runden Mischung liegt im Abwägen der Duftintensitäten und der Menge der einzelnen Öle. Einen Tropfen Römische Kamille und einen Tropfen Lavendel werden Sie nicht als eine Komposition beider Düfte wahrnehmen, sondern eindeutig als Kamille, da diese eine stärkere Duftintensität hat. Die Duftstärke von 6 Tropfen Lavendel entspricht etwa der von 1 Tropfen Kamille! Das Herzstück jeder Komposition wird ein Blütenduft sein, der den Gesamtcharakter des Parfüms bestimmt. Wie das Parfüm schließlich auf Ihrer Haut duftet, können Sie nur herausfinden, indem Sie es auftragen. Das Parfüm wird sich mit Ihrem Eigengeruch aus Haut und individuellem Säuremantel vermischen. Damit kann sich unter Umständen ein völlig anderer Duft ergeben.

Ich empfehle Ihnen, erst einmal mit einer kleinen Menge (10 Milliliter Parfüm) zu beginnen. Die Flaschen für eine so geringe Menge erhalten Sie beim Kauf der ätherischen Öle. Riechen Sie sich durch die Öle, und wählen Sie die angenehmsten Düfte aus. Tropfen Sie die ätherischen Öle (etwa 25–30 Tropfen) in eine kleine dunkle Flasche. Schütteln Sie den Inhalt gut durch. Wenn Ihnen etwas fehlt oder zu stark duftet, dann können Sie jetzt noch versuchen, die Mischung auszugleichen. Ansonsten fügen Sie 10 Milliliter Jojobaöl zu, verschließen die Flasche und schütteln den Inhalt nochmals durch. Bleiben Sie beim ersten Eindruck, wenn Sie Ihre Mischung prüfen. Zuviel Riechen kann eine ungeübte Nase verwirren. Halten Sie die Flasche zwei Wochen verschlossen, denn die Düfte müssen sich verbinden. Danach können Sie das Resultat Ihres ersten selbsthergestellten Parfüms prüfen und genießen. Wenn Ihr Parfüm zu stark geworden ist, können Sie es mit Jojobaöl strecken. Die Herstellung eines alkoholfreien Eau de Toilette entspricht der des Gesichtswassers mit Blütenwässern und ätherischen Ölen (siehe S. 176 f.).

Anhand der Übersichten können Sie sich über die verschiedensten Duftnoten (siehe Anhang S. 259), Duftintensitäten (siehe Anhang S. 265) und Verdunstungszeiten (sihe Anhang S. 266) ätherischer Öle informieren. Dort sind zusätzlich solche Öle aufgeführt, die nicht in der Kosmetik mit ätherischen Ölen angewandt werden, aber wertvoll für die Parfümherstellung sein können.

# Rezepte für Naturparfüms

Hier einige Mischungsbeispiele, die Ihnen die ersten Schritte in die duftende Welt der Parfümherstellung erleichtern sollen. Die Mischungen basieren auf 10 Milliliter Jojobaöl.

## holzig

15 Zeder
5 Sandelholz
5 Rosenholz
2 Lemongras

## lieblich

4 Neroli
4 Rose
4 Rosenholz
4 Zeder

## süßlich, leicht aphrodisisch

4 Jasmin
4 Ylang Ylang
8 Rosenholz
1 Vanille
4 Neroli

## erfrischend, anaphrodisisch

10 Bergamotte
5 Melisse
10 Petitgrain
5 Eisenkraut

## schwer, exotisch, aphrodisisch, erogen

10 Patschuli
8 Weihrauch
6 Ylang Ylang
4 Jasmin

## kräftig, männlich, erogen

15 Sandelholz
5 Karottensamen
3 Ylang Ylang
1 Nelke

## sehr erogen

10 Karottensamen
10 Patschuli
5 Ylang Ylang
5 Zypresse

*Anhang*

# Duftnoten ätherischer Öle

| | |
|---|---|
| Amber (Styrax): | erogen, balsamisch, grasartig, moschusartig, leicht süß |
| Angelikawurzel: | erdig, leicht moschusartig, pfefferartig, aromatisch |
| Anis: | süß, kräuterartig, lebendig |
| Basilikum: | durchdringend, süß, würzig, frisch, anisartig |
| Benzoe: | süß, balsamisch, warm |
| Bergamotte: | frisch, klar, fruchtig-süß |
| Bienenwachs: | mild, ölig-süß, honigartig |
| (Berg-)Bohnenkraut: | frisch, kräuterartig, medizinisch, thymianartig |
| Cajeput: | eukalyptusartig, stark kräuterartig |
| Cassia (chin. Zimtöl): | stark würzig, zimtartig |
| Cassie: | würzig-blumig |
| Citronella (Java): | leicht süß, waldig-blumig, rosenartig |
| Eichenmoos: | erdig-moosartig, lederartig |
| Eisenkraut: | leicht, frisch, süß, zitronen- und verbenenartig |
| Estragon: | anisartig, kräftig, würzig, sellerieartig |
| Eucalyptus citriodora: | rosenartig, citronellaartig |
| Eucalyptus globulus: | kampferartig |
| Fenchel: | warm |
| Fichte und Fichtennadel (sibir.): | streng, würzig, frisch |
| Geranie: | laubartig, rosig, minzig-fruchtig |
| Grapefruit: | hell, frisch, bitter |
| Hyazinthe: | intensiv süß, laubartig, blumig, narkotisch |

| | |
|---|---|
| *Immortelle:* | honigartig, süß, tee- und kamillenartig, fruchtig |
| *Ingwer:* | würzig-waldig, warm |
| *Jasmin:* | honigsüß, intensiv blumig, fruchtig, stark |
| *Kamille, Blaue:* | sehr süß, kräuterartig |
| *Kamille, Römische:* | frisch, süß, kräuterartig, teeartig |
| *Kampfer:* | medizinisch |
| *Kardamon:* | würzig, aromatisch, balsamisch-blumig |
| *Karottensamen:* | waldig-erdig, erogen |
| *Kiefernnadel:* | harzig, frisch |
| *Knoblauch:* | stark, durchdringend, schwer |
| *Koriander:* | würzig, aromatisch |
| *Kümmel:* | stark würzig |
| *Latschenkiefer:* | wie Kiefernnadel |
| *Lavendel:* | süß, balsamisch, blumig |
| *Lemongras:* | frisch, zitronen- und verbenenartig, leicht bitter |
| *Limette/Lime:* | intensiv, spritzig-süß, limonenartig |
| *Mairose:* | frisch, leicht, minzen- oder rosenartig |
| *Majoran:* | typischer Majoranduft des Küchen-krauts |
| *Mandarine:* | strahlend, frisch, typischer Duft des Obstes |
| *Melisse:* | hell, spritzig, minzig-fruchtig |
| *Mimose:* | strohartig |
| *Moschus (Ambretta):* | erogen, moschusartig, süß-holzig |
| *Muskatellersalbei:* | hell, leicht heuartig-würzig, bergamot-teeartig |
| *Muskat:* | leichter, typischer Muskatduft des Ge-würzes |
| *Myrrhe:* | warm, leicht würzig-süß, balsamisch, fein |
| *Myrte:* | würzig, Kampfer- und Eukalyptusnote |
| *Narzisse:* | erdig, heuartig-würzig |
| *Nelkenblüten, -blätter:* | kräftig, warm, würzig-süß |

| | |
|---|---|
| *Neroli:* | süß, würzig-bitter |
| *Niaouli:* | leicht, frisch, eukalyptusartig |
| *Orange, süß:* | hell, fruchtig, klar, süß |
| *Origano:* | würzig, herb-bitter, thymianähnlich, wie das Küchenkraut |
| *Pampelmuse:* | leicht, frisch, süßsauer |
| *Patschuli:* | stark holzig-balsamisch-süß, waldig, erdig |
| *Pennyroyal:* | leicht, frisch, kampfer- und minzeartig |
| *Petersiliensamen:* | warm, würzig-kräuterartig, wie das Küchenkraut |
| *Petitgrain:* | schwach süß, waldig-blumig, neroliähnlich |
| *Pfeffer (schwarz):* | warm, würzig, kräuterartig, wie das Gewürz |
| *Pfefferminz:* | minzig-frisch, grasartig, balsamisch-süß |
| *Rose:* | abhängig von der jeweiligen Blumenart |
| *Rosenholz:* | blumig, leicht rosig, würzig-süß |
| *Salbei:* | stark, frisch-würzig, kräuterartig, medizinisch |
| *Sandelholz:* | balsamisch-süß, samtig-warm, urinös |
| *Tea-Tree:* | stark, kampferartig, kräuterartig |
| *Thymian:* | stark, kräuterartig-süß, leicht medizinisch |
| *Tuberose:* | schwer, honigartig, süß, blumig, betäubend |
| *Thuja:* | frisch, kampferartig, scharf |
| *Vanilleextrakt:* | süß, warm, balsamisch |
| *Veilchen:* | Laub-, Kräuter-, Pfefferduft |
| *Verbena:* | frisch, fruchtig, zitrusartig |
| *Vetiver:* | schwer, waldig-erdig, süßsauer, holzig-balsamisch |
| *Wacholder:* | kräftig, kräuterartig, Fichtennadel- und Ginduft |
| *Weihrauch/Olibanum:* | balsamisch, würzig, zitronenartig |

| | |
|---|---|
| *Ylang Ylang:* | narkotisch-süß, stark, jasminartig |
| *Ysop:* | süß, würzig, kampferartig, holzig-warm |
| *Zeder:* | harmonischer, weicher Holzduft, süß-sauer |
| *Zimtblätter:* | warm, würzig, nelkenartig |
| *Zimtrinde:* | stark, warm, würzig-süß |
| *Zirbelkiefer:* | leicht, frisch |
| *Zitrone:* | frisch, strahlend |
| *Zwiebel:* | durchdringend, scharf |
| *Zypresse:* | frisch, würzig, limonen-fichtenartig |

Anmerkung: Nicht alle ätherischen Öle duften wie die Blume, das Kraut oder die Pflanze, aus denen sie gewonnen werden.

# Duftklassifizierung

## blumige Düfte
Bergamotte
Cassie
Citronella
Geranie
Hyazinthe
Jasmin
Lavendel
Neroli
Petitgrain
Rose
Rosenholz
Tuberose
Veilchen
Ylang Ylang

## erdige Düfte
Angelikawurzel
Eichenmoos
Karottensamen
Narzisse
Vetiver
Patschuli

## wald-, moos-, laubartige Düfte
Karottensamen
Geranie
Eichenmoos
Fichte
Hyazinthe
Kiefernnadel
Latschenkiefer
Zirbelkiefer
Patschuli
Petitgrain
Veilchen
Vetiver
Zeder

## frische Düfte
Basilikum
Bergamotte
Bohnenkraut
Citronella
Eisenkraut
Eukalyptus
Fichte
Fichtennadel
Grapefruit
Latschenkiefer
Zirbelkiefer
Lemongras
Limette/Lime
Mairose
Melisse
Pampelmuse
Pfefferminz
Salbei
Thuja
Verbena
Zitrone
Zypresse

## kräuterartige Düfte

Anis
Bohnenkraut
Kamille, Römische
Majoran
Origano
Petersilie
Pfeffer
Salbei
Thymian
Wacholder

## honigartige Düfte

Immortelle
Jasmin
Tuberose

## warme Düfte

Benzoe
Fenchel
Myrrhe
Patschuli
Nelke
Orange
Petersilie
Pfeffer
Sandelholz
Vanille
Weihrauch
Zimt

## süße Düfte

Anis
Basilikum
Bergamotte
Benzoe
Citronella
Eisenkraut
Honig
Immortelle
Jasmin
Kamille, Blaue
Kamille, Römische
Lavendel
Limette/Lime
Mandarine
Myrrhe
Nelkenblüten
Neroli
Orange
Patschuli
Petitgrain
Rose
Rosenholz
Sandelholz
Tuberose
Vanille
Ylang Ylang
Ysop
Zimtrinde

## süße und schwere Düfte

Amber (Styrax)
Benzoe
Jasmin
Patschuli
Moschus (Ambretta)
Neroli
Rose
Vanille
Vetiver
Ylang Ylang
Zimtrinde

## narkotische Düfte

Rose
Tuberose
Hyazinthe
Ylang Ylang

## rosenartige Düfte

Citronella
Eucalyptus citriodora
Geranie
Mairose
Rose
Rosenholz

**moosartige, holzige, lederartige, männliche Düfte**
Eichenmoos
Nelke
Muskat
Patschuli
Sandelholz
Vetiver
Ysop
Zeder

**moschusartige Düfte**
Angelikawurzel
Amber (Styrax)
Ambretta

**aphrodisierende Düfte**
Jasmin
Kardamon
Moschus (Ambretta)
Muskatellersalbei
Neroli
Patschuli
Rose
Sandelholz
Vanille
Ylang Ylang
Zimt

**erogene Körperdüfte**
Amber (Styrax)
Geranie
Karottensamen
Moschus (Ambretta)
Myrrhe
Weihrauch
Zypresse

**entspannende Düfte**
Basilikum
Bergamotte
Fenchel
Geranie
Jasmin
Kamille, Römische
Lavendel
Majoran
Melisse
Muskatellersalbei
Myrrhe
Neroli
Orange
Patschuli
Rose
Rosenholz
Sandelholz
Weihrauch
Ylang Ylang
Zeder

**anregende Düfte**
Eisenkraut
Eukalyptus
Ingwer
Kampfer
Kardamon
Koriander
Muskatellersalbei
Nelke
Pfefferminz
Rosmarin
Thymian
Wacholder
Zimt

**euphorisierende Düfte**
Rose
Neroli
Jasmin
Muskatellersalbei
Orange
Grapefruit
Ylang Ylang

# Duftintensität

| **leicht** | **mittel** | **stark** |
|---|---|---|
| Bergamotte | Anis | Basilikum |
| Eisenkraut | Cajeput | Eukalyptus |
| Fenchel | Geranie | Hyazinthe |
| Fichte | Amber (Styrax) | Jasmin |
| Grapefruit | Basilikum | Kamille, Blaue |
| Kampfer | Citronella | Knoblauch |
| Majoran | Eichenmoos | Mimose |
| Mandarine | Fenchel | Nelke |
| Melisse | Kamille, Römische | Neroli |
| Muskat | Kampfer | Pfefferminz |
| Myrrhe | Karottensamen | Vanille |
| Nelke | Lavendel | Veilchen |
| Pennyroyal | Lemongras | Weihrauch |
| Petitgrain | Mairose | Ylang Ylang |
| Tea-Tree | Muskatellersalbei | |
| Wacholder | Niaouli | |
| Zeder | Orange | |
| Zimt | Patschuli | |
| Zirbelkiefer | Rosenholz | |
| Zitrone | Salbei | |
| Zypresse | Sandelholz | |
| | Thymian | |
| | Verbena | |

# Verdunstungswerte

(soweit gemessen und bekannt)

Richtwerte: Duft verliert sich in der Luft bei normaler Zimmertemperatur bei
- schnellem Öl innerhalb 1 Tag,
- mittlerem Öl nach 2 Tagen,
- langsamem Öl nach 1 Woche.

| schnell (Topnote) | mittel (Mittelnote) | langsam (Basisnote) |
|---|---|---|
| Bergamotte | Anis | Benzoe |
| Eukalyptus | Basilikum | Geranie |
| Grapefruit | Eisenkraut | Ingwer |
| Kamille, Blaue | Fenchel | Jasmin |
| Kamille, Römische | Grapefruit | Muskatellersalbei |
| Majoran | Latschenkiefer | Myrrhe |
| Pennyroyal | Lavendel | Neroli |
| Rosmarin | Mandarine | Nelke |
| Rosenholz | Muskat | Patschuli |
| Wacholder | Nelke | Rose |
| Zitrone | Niaouli | Sandelholz |
| | Orange | Vanille |
| | Pfefferminz | Weihrauch |
| | Pfeffer | Ylang Ylang |
| | Petitgrain | Zeder |
| | Salbei | |
| | Thymian | |
| | Ysop | |
| | Zypresse | |

# Mengenübersicht für die Anwendung ätherischer Öle

20 Tropfen ätherische Öle entspricht 1 Milliliter oder etwa 1 Gramm.

Eine 1%ige Lösung bei 50 (100) Milliliter Pflanzenöl oder Emulsion entspricht etwa 15–20 (30–40) Tropfen ätherische Öle.

Eine 3%ige Lösung bei 50 (100) Milliliter Pflanzenöl oder Emulsion entspricht etwa 45–60 (90–120) Tropfen ätherischer Öle.

Pflegeöle haben eine 1–2%ige Lösung. Heilöle haben eine 3%ige Lösung.

Für aromatische, pflegende Bäder nimmt man 6–10 Tropfen ätherische Öle.

Für Gesichtskompressen und Dampfbäder nimmt man maximal 10 Tropfen ätherische Öle auf 1–2 Liter Wasser.

Für Hauttoner nimmt man höchstens 5 Tropfen ätherische Öle auf 100 Milliliter Wasser.

# Preisübersicht reiner ätherischer Öle

Durchschnittliche Ladenverkaufspreise, Menge 10 Milliliter (Stand: 1989)

+ = 5–10 DM ++ = 10–20 DM +++ = 20–50 DM ++++ = über 50 DM

| | | |
|---|---|---|
| Amber (Styrax) +++ | Karottensamen +++ | Pfefferminz ++ |
| Angelikawurzel +++ | Knoblauch +++ | Rose ++++[5] |
| Anis + | Latschenkiefer + | Rosenholz ++ |
| Basilikum ++ | Lavendel +/++ | Rosmarin ++ |
| Benzoe ++ | Lemongras + | Salbei ++ |
| Bergamotte ++ | Limette + | Sandelholz +++ |
| Cajeput + | Majoran + | Tea-Tree ++ |
| Citronella + | Mandarine + | Thuja ++ |
| Eichenmoos +++ | Melisse +++ | Thymian ++ |
| Eisenkraut +++ | Muskatellersalbei ++ | Vanillextrakt +++ |
| Eukalyptus + | Myrrhe ++ | Verbena ++++ |
| Fenchel + | Myrte ++ | Vetiver ++ |
| Fichtennadel + | Nelke + | Wacholder ++ |
| Geranie ++ | Neroli +++[4] | Weihrauch ++ |
| Grapefruit + | Niaouli + | Ylang Ylang ++ |
| Immortelle ++ | Orange + | Ysop ++ |
| Jasmin ++++[1] | Origano ++ | Zeder + |
| Kamille, Blaue ++++[3] | Pampelmuse + | Zimtrinde ++ |
| Kamille, Römische ++++[2] | Patschuli ++ | Zimtblätter + |
| Kampfer + | Pennyroyal + | Zitrone + |
| | Petersilie ++ | Zypresse + |
| | Petitgrain ++ | Zwiebel +++ |

Erläuterung:
1) 1 ml = 25 DM
2) 1 ml = 10 DM
3) 1 ml = 10 DM
4) 1 ml =  8 DM
5) 1 ml = 30–50 DM

Diese Übersicht enthält nur die ätherischen Öle, die für Kosmetik und Duftkompositionen erforderlich sind. Nicht alle ätherischen Öle sind *immer* in Fachgeschäften oder bei Händlern erhältlich, da die Ernten unterschiedlich ausfallen. Daraus ergeben sich auch Preisschwankungen. Bei erheblich preiswerteren Angeboten muß es sich um synthetische Öle oder Parfümöle handeln, die für die Pflege und Heilung von Haut und Haar ungeeignet sind.

# Literaturhinweise

Davis, Patricia, *Aromatherapy, An A–Z,* C. W. Daniel, England, 1988 (ein ausführliches Handbuch über alle Symptome und ätherischen Öle; basiert auf mittelmäßigen medizinischen Kenntnissen).

Faber, Stefanie, *Das neue Rezeptbuch der Naturkosmetik,* Goldmann, München, 1987 (ein Standard-Werk für alle Naturkosmetik-Interessierten, viele nützliche Ratschläge und Rezepte; vermittelt Basiswissen über die Zubereitung der klassischen Naturkosmetik).

Fischer-Rizzi, Susanne, *Himmlische Düfte,* Hugendubel, München, 1989 (umfangreiches, geschmackvolles Buch über Aromatherapie).

Hingst, Wolfgang, *Zeitbombe Kosmetik,* Goldmann, München, 1988 (leicht lesbare Lektüre über die Hintergründe der synthetischen Kosmetik, sehr informativ).

Keller, Erich, *Handbuch der ätherischen Öle. Helfen, heilen, pflegen,* Goldmann, München, 1989 (enthält eine Beschreibung der 77 wichtigsten Öle; für alle, die problemlos alle Methoden der Aromatherapie und die Anwendung ätherischer Öle kennenlernen wollen).

Lange-Ernst, Maria, *Die Haut, unsere empfindsame Hülle,* Goldmann, München, 1988 (Basiswissen über die Haut und Hauptpflege; etwas für die Leser, die tiefer einsteigen wollen).

Tisserand, Maggie, *Die Geheimnisse wohlriechender Essenzen,* Edition Schangrila, 1987 (preiswertes kleines Taschenbuch für Frauen).

Tisserand, Robert B., *Aroma-Therapie – Heilung durch Duftstoffe,* Bauer, Freiburg, 1987 (ein Klassiker für Leser, die sich mit der Aromatherapie und ätherischen Ölen beschäftigen wollen; sehr umfangreiches Hardcover mit einer Auswahl von etwa 20 ätherischen Ölen und umfangreicher Erläuterung der Aromatherapie-Lehre).

Valnet, Jean, *Aroma-Therapie. Gesundheit und Wohlbefinden durch pflanzliche Essenzen,* Heyne, München, 1986 (ein Klassiker für alle Aromatherapeuten; setzt medizinische Kenntnisse voraus).

Obermayr, Walburga, *Kräuterkosmetik für natürliche Schönheit,* Schangrila, 1984 (Rezepte zum Selbermachen von Kräuterkosmetik).